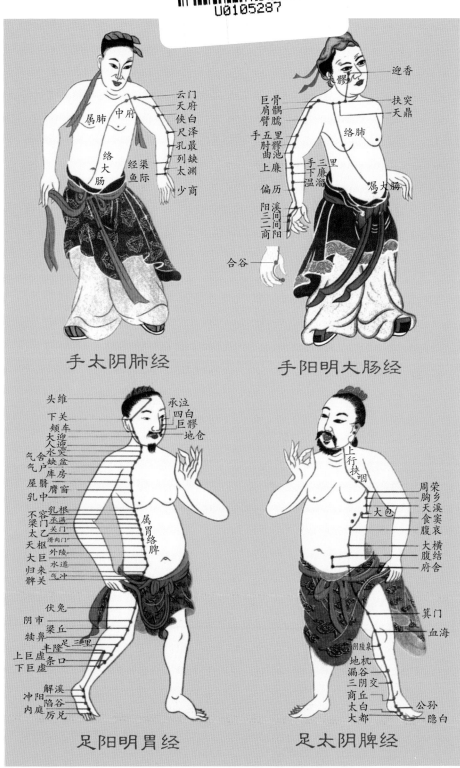

手太阴肺经

手阳明大肠经

足阳明胃经

足太阴脾经

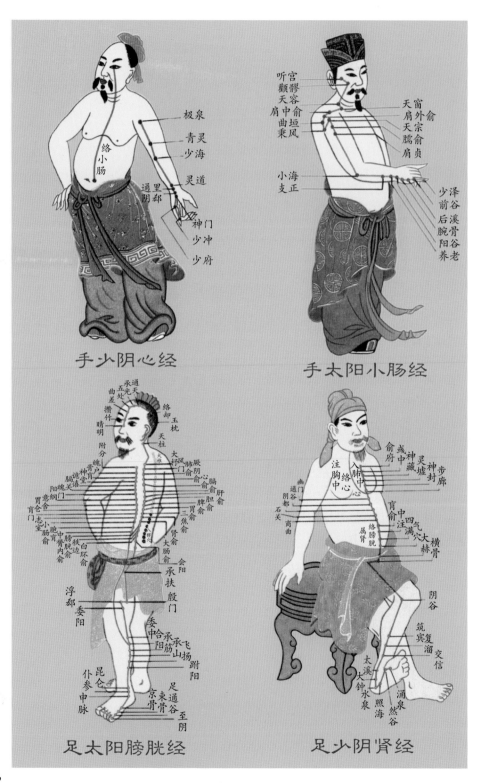

极泉
灵
青灵
少海
灵道
通
里郄
阴
神门
少冲
少府

络小肠

手少阴心经

听宫
颧髎
天容
肩中俞
曲垣
肩外俞
天窗
肩贞
天宗
臑俞
秉风

小海
支正

泽谷
溪骨谷老
少前后腕阳
泽谷养

手太阳小肠经

承通天
五光处
曲差
攒竹
络却
玉枕
晴明
附分
天柱
大杼
魄户风门
膏肓肺俞
神堂厥阴俞
膈关心俞膈俞
膈俞
魂门
肝俞
阳纲
胆俞
意舍
脾俞
胃仓
胃俞
肓门志室
三焦俞
胞肓
肾俞
中膂内俞
大肠俞
秩边
白环俞
小肠俞
会阳

承扶

浮郄
殷门

委阳
委中
承筋
承扬
合阳
飞扬
跗阳

昆仑
仆参
申脉
京骨
束骨
足通谷
至阴

足太阳膀胱经

俞府
或中
神藏
灵墟
神封
步廊

曲骨
通谷
阴都
商曲
石关

注胸中
入肺络心
肓俞
中注
络膀胱
属肾
四满
气穴大赫
横骨

阴谷

筑宾
复溜
交信

太溪
大钟
水泉
照海
涌泉
然谷

足少阴肾经

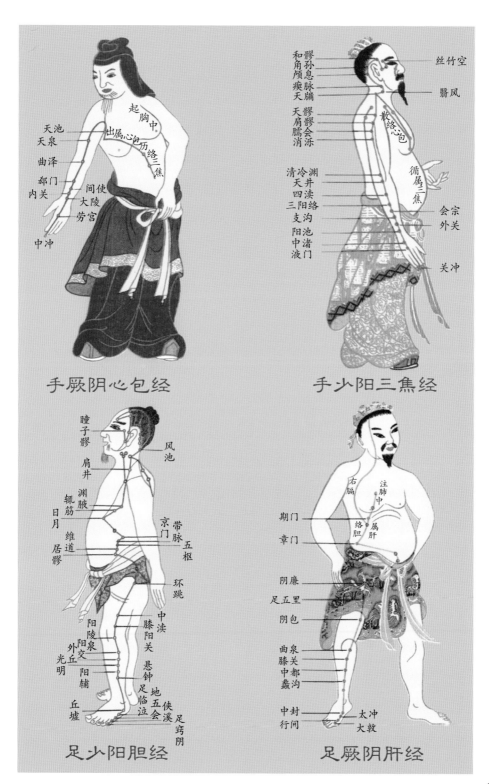

手厥阴心包经

起
胸
中
络
三
焦

出属心包历

天池
天泉
曲泽
郄门
内关

间使
大陵
劳宫

中冲

手少阳三焦经

颅角
息脉
瘈脉
天
颅
息脉

散络心包

循属三焦

和角颅
瘈脉天颅
天髎肩会消泺
臑消

丝竹空

翳风

渊清冷
四天淩渊
三阳支沟
阳池
中渚
液门

会宗
外关

关冲

足少阳胆经

瞳子髎
肩井
渊腋
辄筋
日月
维道
居髎

风池

京带脉
门五枢

环跳

阳陵泉
阳交
外丘
光明
阳辅

中渎
膝阳关
悬钟
足临泣

丘墟

地五会
侠溪

足窍阴

足厥阴肝经

右膈

注肺中

络胆

属肝

期门
章门

阴廉
足五里
阴包

曲泉
膝关
中都
蠡沟

中封
行间

太冲
大敦

3

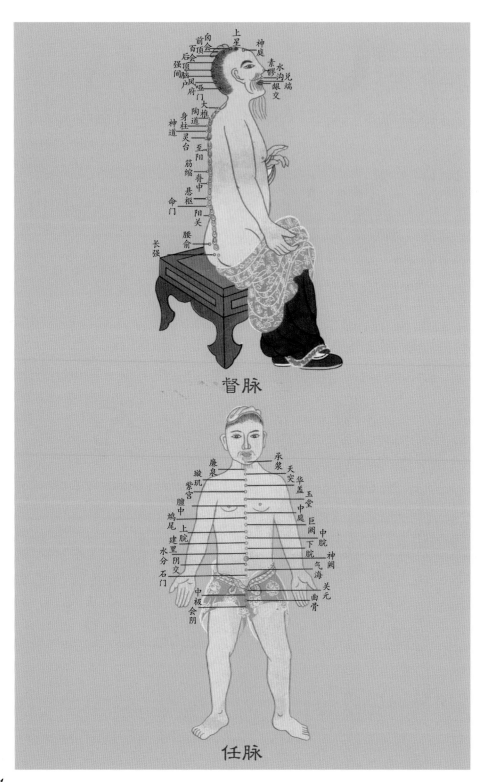

督脉

任脉

在生活中养生

——《中国公民中医养生保健素养》解读

主 编 吕沛宛 侯江红

中原农民出版社

· 郑州 ·

图书在版编目（CIP）数据

在生活中养生：《中国公民中医养生保健素养》解读／
吕沛宛，侯江红主编 . —郑州：中原农民出版社，2019.6

ISBN 978 - 7 - 5542 - 2069 - 6

Ⅰ . 在… Ⅱ . ①吕… ②侯… Ⅲ . ①养生（中医）- 基
本知识 Ⅳ . ① R212

中国版本图书馆 CIP 数据核字（2019）第 086542 号

在生活中养生

ZAI SHENGHUO ZHONG YANGSHENG

出版社： 中原农民出版社

地址： 河南省郑州市郑东新区祥盛街 27 号 7 层　**邮编：** 450016

网址： http：//www.zynm.com　　**电话：** 0371-65751257

发行： 全国新华书店

承印： 新乡市豫北印务有限公司

投稿邮箱： zynmpress@sina.com

策划编辑电话： 0371-65788677　　**邮购热线：** 0371-65713859

开本： 710mm×1010mm　　　　1/16

印张： 9

字数： 121 千字　　　　　　　**插页：** 4

版次： 2019 年 7 月第 1 版　　　**印次：** 2019 年 7 月第 1 次印刷

书号： ISBN 978 - 7 - 5542 - 2069 - 6　　**定价：** 36.00 元

本书如有印装质量问题，由承印厂负责调换

编委会

前 言

　　每天坐诊，常遇到一脸憔悴、满身疲倦的患者，拿着体检报告，焦虑地问我："大夫，您看我应该去哪个科看病？"看看体检报告，上面写着如下提示：①脑供血不足，颈动脉斑块；②甲状腺囊实性结节，建议动态观察；③二尖瓣、三尖瓣瓣膜轻度关闭不全；④乳腺小叶囊性增生；⑤胆囊息肉，肝囊肿；⑥子宫肌瘤，卵巢囊肿；⑦高脂血症。

　　以上种种身体不良情况不仅对患者造成困扰，也不断促使我思考：随着经济的发展，社会的进步，我们老百姓的健康是怎么了？作为医生，怎样才能最有效地减轻患者所受的痛苦呢？

　　如果我们不能有良好的睡眠、可口的饮食、适当的运动、美好的心情，我们的身体会好吗？许多时候，局部器官的疾病，局部因素占15%，全身因素占85%。当我们有病的时候，不要怪罪爸爸妈妈，因为遗传因素只占15%；更不要抱怨环境，虽然环境对健康有一定的影响，但是只占8%。生病的时候，医生是万能的吗？不，他们更多的是给予帮助和安慰。要想战胜疾病，最好的医生是自己，因为，健康风险因素中，60%与不健康的生活方式有着直接的关系。

　　为了提高我国公民中医养生保健素养，普及中医养生保健基本理念、知识和技能，提升公民健康水平，2014年5月16日国家中医药管理局和国家卫生计生委组织专家制定了《中国公民中医养生保健素养》，告诉大家如何不得病、少得病、晚得病、不复发，这是国家治未病工程具体落地指导方案和方法。

同时，《中医药发展战略规划纲要（2016—2030年）》明确提出："推动中医药进校园、进社区、进乡村、进家庭，将中医药基础知识纳入中小学传统文化、生理卫生课程。"

但是，《中国公民中医养生保健素养》发布至今，有调查显示：仅8.5%中国公民具备中医养生保健基本素养，这距国家要求"十三五"达到12%的目标有不小差距，还需要更加努力。

河南省中医院自然堂（国医健康管理中心）是国家中医药管理局"十二五""预防保健重点专科""中医养生学重点学科"，同时也是河南省中医药学会养生保健分会主委单位，因此，受河南省中医管理局支持和委托，一直担任河南省中医药科学普及和解读《中国公民中医养生保健素养》进校园、进社区、进乡村、进家庭和进机关的任务，所到之处、所讲之言得到了群众的普遍认可和欢迎，但毕竟人力有限，普及不广，今天，河南省中医院自然堂部分成员将平日讲给百姓的自己对《中国公民中医养生保健素养》42条的理解结集成册，以望更多人受益，实现不得病、少得病、晚得病、不复发、活得长、活得好！

在本书编写过程中，编者得到了河南省中医管理局、河南中医药大学、河南省中医院的各位领导、老师的帮助和支持，在此表示最诚挚的感谢。本书参考了若干相关资料，引用原文的以"上标"注明序号，标到书后参考文献中；

参考医学书籍医理的直接标注到参考文献中。中医博大精深，虽反复校稿审稿，但认知局限难免，错谬之处请良师诤友斧正。

编者

目 录

一、基本理念和知识

二、健康生活方式与行为

三、常用养生保健内容

四、常用养生保健简易方法

一、基本理念和知识

（一）中医养生保健，是指在中医理论指导下，通过各种方法达到增强体质、预防疾病、延年益寿目的的保健活动

养，即调养、保养、补养之意；生，即生命、生存、生长之意。现代意义的"养生"指的是根据人的生命过程规律主动进行物质与精神的身心养护活动。

保健是指为保持和增进人们的身心健康而采取的有效措施，包括预防各种因素引起的精神疾病或躯体疾病的发生。

中医学理论体系的主要特点是整体观念、辨证论治，主要体现在人与自然、人与社会、人体自身的整体性。人类生活在自然界中，自然界存在着人类赖以生存、繁衍的环境和必要条件，大自然的阳光、空气、水、温度、磁场、引力、生物圈等，构成了人类赖以生存的环境，同时自然环境的变化又可以直接或间接地影响人体的生命活动。

智慧的人懂得顺应自然春生、夏长、秋收、冬藏的阴阳变化节律而养生。例如春夏要晚睡早起，秋天要早睡早起，冬天要早睡晚起，就是顺应自然昼夜变化的规律。

调和阴阳。脏腑阴阳内在调和，人体气机的出入升降、表里、寒热、虚实的各种状态就会和谐，达到经络肢节柔顺、关节通利、筋骨强劲，正如流水不腐，户枢不蠹，生命长久，形与神俱这才是我们养生的最终目标。很多的疾病都和人体免疫力有关，当身体的免疫系统产生了对抗身体健康细胞的抗体，就会出现许多疑难杂症，本质是身体阴阳不和的表现。

中医养生学倡导人们养生着眼于日常生活中的每个细节，从小处着手：

1. 完善健康期

女性 0 ～ 34 岁、男性 0 ～ 39 岁为生长发育和生理功能较完善阶段，即完善健康期。这期间多数人偶尔患上疾病，经过治疗后也是相对容易康复的。

养生要点：

☺ 给予足够、平衡的饮食营养。

☺ 家长、老师应通过言传身教，使儿童养成健康的生活方式。

☺ 进行良好的心理养生教育，打造人生的黄金体质和良好品行。

2. 维持健康期

女性 35 ～ 65 岁、男性 40 ～ 65 岁为生理功能维持阶段，即维持健康期。

（1）易形成疾病期：即女性 35 ～ 41 岁、男性 40 ～ 47 岁，对一些忽视健康的人来说，属易形成疾病期，也是健康与不健康的分界线。在这个时期，既是人生创业出成果的时期，也是工作与家庭负担最重的时期。一些人因完善健康期身体健康状况良好，便认为自己的身体好、抵抗力强，就无限透支自己的健康，致使生理功能从顶峰状态迅速下滑，各方面功能衰退，一些慢性衰退性疾病和重症疾病极易开始形成。

养生要点：应认识到自己正处于易形成疾病期，妥善安排生活和工作，维持正常的生理功能。

（2）高危期：女性 42 ～ 55 岁、男性 48 ～ 60 岁为危险期。因为长期处于工作和家庭的双重压力下，在这个时期，人的心理压力比较大，往往在发奋拼搏时，忽视了很多身体的警报信号，患上心血管疾病、脑血管疾病、糖尿病和肿瘤等疾病，甚至英年早逝。

养生要点：维护和完善身体各组织器官，未病先防，既病防变，以延长其优质使用期。切忌仗着自己身体好而无限透支精力和体力。

（3）过渡期：女性 56 ～ 65 岁、男性 61 ～ 65 岁为过渡期。这期间多数人事业有成，家庭所承担的重任也基本完成，精神和经济上的压力减弱，保健意识有所增强。但人到了这个年龄段，部分生理功能会快速衰退或已经丧失，身体已发生较大改变。

养生要点：应清醒地认识到自己的身体已大不如前，但退休生活是一种全新的生活方式。为了自己身体健康，制订适当的健身计划，应采取适宜的措施保养身体。

3. 功能衰退期

66 岁以后为生理功能衰退期。人的面容和组织器官的功能以及身体的灵活性都已发生了质的变化，身体功能处于逐渐加速衰退的状态，一些忽视健康的人到了这个时期可能备受病痛折磨。

养生要点：

☺ 定期体检，身体稍有不适应及时就医治疗。

☺ 充分依靠养老保障机构，听从养生专家的指导，重视每一个养生细节，积极调理身体，包括骨关节及听力、视力、记忆力等功能的训练和养护。

☺ 调整情绪，保持乐观。

☺ 正确认识此期身体变化是人类自然衰退过程，不抱怨、不悲伤。

总之，我们要根据各个年龄与健康的特点，找到适合自己健康的养生方法，以达到增强体质、预防疾病、延年益寿的目的。

（二）中医养生的理念是顺应自然、阴阳平衡、因人而异

中医养生理念里所讲的顺应自然、阴阳平衡，是让人体自身与社会、与自然、与周围环境、与人处于一个和谐的状态，在这个和谐的状态下去养生，维系生命的阴阳平衡。

所谓"自然"，其实就是我们所说的天地万物的运化规律。现在许多人的生活起居方式常与自然规律相悖而行，晚上该去睡觉的时间却用来玩手机、玩电脑、与朋友聚会、为工作加班等；白天正常工作与生活的时间，却无精打采；冬天本应保暖避寒就温的季节，满大街的年轻人却穿着露脚踝的九分裤，冰淇

淋店的生意依旧红火。夏天冷气开得寒气刺骨，冬天暖气开得"热气腾腾"。而这些与"自然规律"相违背的生活方式，久而久之会导致身体的阴阳失衡、气血失和，于是越来越多的疾病开始高发且年轻化。人的生命不能违背自然运行的基本规律。冬天当冷，夏天当热，这就是最基本的"顺时"养生之理。依此规律养生，可减少疾病的发生。

针对每个人不同的体质我们要有个体化养生的区别。有人说经常喝菊花茶可以清泻肝火，于是有些人也赶紧喝菊花茶，结果却腹泻不止；有的人经常跑步感觉对身体有益，于是有些人也开始去跑步，也可能有些人自身关节不好或者体重过大，跑了一段时间反而加重了关节的磨损。所以养生千万不要人云亦云，不应该盲从。对于养生，一定要做到对自己身体有清晰的了解与认识，找到适合自己的养生方法，建立一个健康的自我养生体系，这样才能称得上是正确的养生之道。

（三）情志、饮食、起居、运动是中医养生的四大基石

中医养生内容丰富，形式多样，具体实施主要就是从情志、饮食、起居、运动四个方面进行。

1. 调摄情志

情志指人的情绪、情感。传统医学将人的情志活动归纳为喜、怒、忧、思、悲、恐、惊，称为"七情"。七情六欲，人皆有之，在一般情况下，情感的变化乃是人之常情，是本能的反应，情志正常表达是人体健康的一个重要环节。如果情绪过激，过于持久，过于剧烈，超越了常度，就会导致体内气血紊乱，五脏功能受损。例如《红楼梦》中林黛玉总是比较忧伤，中医认为过悲伤肺，时间久了加重了黛玉的肺结核。《三国演义》中周瑜虽年轻有才干，但却妒忌诸葛亮的才能，被诸葛亮用计气死了，中医认为大怒则形气绝。在临床诊疗中，许多疾病发生都与情志失调有关。

《素问·举痛论》曰："喜则气和志达，荣卫通利。"2017 年，江苏省

对 4 000 多名长寿老人的生活方式、长寿原因进行了调查和探究。调查显示，江苏百岁老人的经济和生活状况各不相同，但他们的生活满意度和快乐感都比一般人高，当问及"是否不论遇到什么事情都能想得开"这一项时，仅 5.8% 的老人回答否。

马克思说过，一种美好的心情，比十服良药更能解除生理上的疲惫和痛楚。

人生不如意之事十有八九，生活和工作在不同环境，有不同的苦恼，没有人是一帆风顺的，不管你身居何处，都要以一个平和的心态去对人对事，如意的时候不忘乎所以，不如意的时候从容面对，唯"恬惔虚无，真气从之；精神内守，病安从来"（《素问·上古天真论》）。

2. 合理饮食

饮食是人体赖以生存和维持健康的基本条件之一，"食者生民之天，活人之本也。故饮食进则谷气充，谷气充则气血胜，气血胜则筋力强"（《寿亲养老新书》）。人们饮食的根本目的在于使人气足、精充、神旺、健康长寿。随着生活水平的提高，人们饮食结构发生了很大的改变，从以碳水化合物为主变成了高蛋白、高脂肪为主；饮食习惯也不好，晚饭吃得晚、吃得饱；运动量又在不断减少，导致了越来越多的肥胖人群和亚健康人群。在社会物质比较丰富、科技水平日益提高的今天，怎样吃得更为健康才是我们需要关注的问题。

合理的饮食就是要合理地搭配食物，注意饮食宜忌，以补益精气，纠正脏腑阴阳之偏颇，从而让身体处于健康的状态。很早以前人们就开始注重饮食养生，不少医学家们也留下了宝贵的文献资料，总结起来有三大原则：一是谨和五味，不能偏嗜某种味道；二是吃饭要定时定量，晚饭不可过饱；三是要固护脾胃。

3. 起居调摄

"起居有常"是《素问·上古天真论》对起居养生的要求，"常"即"常度"，是指生活作息有一定的规律。中医认为，人的起居规律应与一天之中昼夜晨昏的变化相一致，并随着一年之中春、夏、秋、冬四季变化规律进行调整。古代养生家认为，起居作息有规律以及保持良好的生活习惯，能提高人体对自然环境的适应能力，从而避免发生疾病，达到延缓衰老、健康长寿的目的。随着现代人夜生活越来越丰富，大家睡觉的时间越来越晚，特别是年轻人，他们并不认为熬夜会对自己的健康危害有多大，只要第二天晚起一会儿补回来就行了。事实上，长期熬夜对身体的危害比你想的要严重得多。

于娟，复旦大学 32 岁的海归博士后，一个两岁男孩的妈妈，生前任复旦大学社会发展与公共政策学院教师，2009 年 12 月，被诊断为乳腺癌晚期，并发生了骨转移。她在得病之后开始反思，晚上 12 点前没有睡过觉，平时早睡也基本在凌晨 1 点前，厉害的时候熬通宵。得了癌症后她深刻地理解了"长期熬夜等于慢性自杀"的含义。

有规律的周期性变化是宇宙间的普遍现象，从天体运行到人体生命活动，都有内在规律。"日出而作，日落而息"，白天是活动的，晚上就应该好好休息，生命有规律才能让你精神饱满、健康长寿。

4. 运动养生

我们的祖先很早就认识到了运动对身体健康的重要性，马王堆出土的《导引图》中就记载了 44 个人物的运动场景，五禽戏、八段锦、太极拳、易筋经等强身健体之术流传至今。《吕氏春秋》中明确指明了运动养生的意义："流水不腐，户枢不蠹，动也。形气亦然，形不动则精不流，精不流则气郁。"这里用流水和户枢打比方，水不流动会发臭，木门轴不转就会被虫蛀，人适度地运动，气血才能运行通畅，身体才会健康，如果不运动则气血的流动就会有阻碍，有损于健康。

有人说，最好的运动是劳力，有人说最好的运动是快走，有人说最好的运动是练习书法……关于具体运动方式找到适合自己的运动，动到"形劳而不倦"的程度就可以了。

（四）中医养生保健强调全面保养、调理，从青少年做起，持之以恒

中医养生重在整体性和系统性，人是一个统一的整体，无论哪个环节出现了问题，都会影响身体健康。所以，养生是对生命活动各个环节的综合调养，因人、因时、因地制宜，根据年龄、性别、体质、职业、生活习惯等不同特点，有针对性地选择相应的调养方法，包括顺四时、慎起居、调饮食、戒色欲、畅情志、动形体，以及针灸、推拿、药物养生等诸方面内容。

养生保健不是一朝一夕、一劳永逸的事情，一旦找到适合自己的养生方法，就要坚持做下去，对身体必有好处。滴水穿石不是水的力量多大，而是坚持，养生亦如此。

健康是促进人的全面发展的必然要求，是社会发展的基础条件。青少年是国家的花朵，民族未来的希望。他们正处于身体发育的关键阶段，及早地养成健康的生活方式对于他们今后的健康至关重要。在竞争日益激烈的当今社会，青少年在学习、生活、就业、情感、交际等方面有很大的压力。而这些因素对青少年的健康状况造成了一定影响，养生从青少年做起，培养孩子良好的正确的生活习惯，学习态度和社会适应能力，教会孩子们如何在不可逃避的压力下有一个健康的身体、良好的心态，应是我们的社会责任。

（五）中医治未病思想涵盖健康与疾病的全程，主要包括三个阶段：一是"未病先防"，预防疾病的发生；二是"既病防变"，防止疾病的发展；三是"瘥后防复"，防止疾病的复发

中医治未病最早来自《素问·四气调神大论》，如"夫四时阴阳者，万物之根本也""圣人不治已病治未病，不治已乱治未乱""渴而穿井，斗而铸锥，不亦晚乎"。它告诉我们，最好的医生，就是让你不生病的医生。治未病的内涵可被解释为"未病先防、既病防变、瘥后防复"3个部分。

未病先防是指在未病之前，采取各种措施，做好预防工作，以防止疾病的

发生。

疾病的初期，病位较浅，病情多轻，正气未衰，病较易治，因而传变较少。诊治越早，疗效越好，如不及时诊治，病邪就有可能步步深入，使病情愈趋复杂、深重，治疗也就愈加困难了。河南省中医院儿科专家侯江红大夫就常建议家长们在季节交替的时候对孩子进行调理以预防疾病，特别是禀赋不足容易生病的孩子。孩子少生病，全家都安心。

既病防变是指在疾病发生的早期阶段，应力求做到早期诊断、早期治疗，以预防疾病的发展和传变。天气突然降温的时候，孩子由于没有及时添加衣物而受凉，出现打喷嚏、流鼻涕等感冒症状，这个时候喝杯姜糖茶、泡泡脚稍微发点汗感冒就可能会好。有些体质差的没有进行治疗，根据疾病的发展规律，过几天就会出现咳嗽的症状，这个时候还没调治好的话，疾病轻的时候还好，疾病较重或者某阶段免疫力低下的时候，就有可能发展为慢性支气管炎或哮喘。

瘥后防复指疾病初愈，虽然症状消失，但此时邪气未尽，正气未复，要防止疾病的复发。例如很多孩子因为积食发热刚好，家里人感觉孩子这几天都没怎么吃饭赶紧补补吧，就给孩子吃肉、吃鸡蛋、喝奶，结果孩子第二天又发热了。所以在疾病初愈后，此时患者气血衰少，津液亏虚，适当给予饮食调养，注意劳逸得当，生活起居有规律，可避免疾病的复发。

中医治未病思想对现代人的指导意义：从治未病思想的发展溯源来看，我们的祖先基于对抗自然环境、抗御及防治疾病的需要，开始研究如何解决遇到的疾病问题，如何去适应自然的问题。在这个过程中，治未病思想也逐渐形成中医所特有的一种文化，纵观中国古代的发展史，也是中医的发展史，中医治未病是智慧的中国人民在长期的生产及生活实践中不断沉淀、完善、丰富而发展起来的，它是中华民族传统文化的有机组成。今天的我们需要的不仅仅只是生存下来，而是如何能更有质量地生存，并使得生存时间延长，所以今天的我们仍在说"治未病"，并用这种理论和方法指导人们的保健活动。

（六）中药保健是利用中药天然的偏性调理人体气血阴阳的盛衰。服用中药应注意年龄、体质、季节的差异

1. 中药保健是利用中药天然的偏性调理人体气血阴阳的盛衰

中药保健是利用中药天然的偏性纠正人体气血阴阳的失调状态。自然界孕育生命生长的每种物质，包括水、空气、玉石等都有其属性，以各自不同属性禀受天地之气，伴随四时阴阳的消长变化而形成的寒、热、温、凉独立的个体性质，可以纠正因感受内外邪气使人体阴阳失调、气血逆乱的失衡状态。合理地分析中药对人体脏腑气血的药理作用和配伍方法是中医获得疗效的基础，且服用中药应注意患者年龄、体质、季节与病因病机相适宜。

中医学认为疾病的发生发展过程是致病因素作用于人体，引起机体正邪斗争，从而导致阴阳气血偏盛偏衰或脏腑经络功能活动失常的结果。因此药物治病的基本作用是扶正祛邪、消除病因、恢复脏腑的正常生理功能，纠正阴阳气血偏盛偏衰的病理现象，使机体最大程度上恢复到正常状态，达到治愈疾病、恢复健康的目的。药物之所以能够针对病情发挥上述基本作用，是由于各种药物本身各自具有若干特性和作用，前人将之称为药物的偏性，意思就是以药物的偏性来纠正疾病所表现出来的阴阳偏盛偏衰。基本内容包括四气五味、升降浮沉、归经、有毒无毒、配伍禁忌等。

（1）四气：也称四性，即寒、热、温、凉四种药性，它反映药物在影响人体阴阳盛衰、寒热变化方面的作用性质，是说明药物作用性质的重要概念之一。药性寒热温凉，是从药物作用于机体所发生的反应概括出来的，与所治疾病的寒热性质相对应，故药性的确定是以用药反应为依据，病证寒热为基准。如果是减轻或消除热证的药物，一般属于寒性或凉性，如黄芩、板蓝根对于发热、口渴、咽痛等热证有清热解毒的作用，表明这两种药物具有寒性。能够减轻或消除寒证的药物，一般属于温性或热性，如附子、干姜对十腹中冷痛、四肢厥冷、脉沉无力等寒证具有温中散寒的作用，说明这两种药物具有温热之性。

四性以外还有一类平性药，它是指寒热界限不很明显、药性平和、作用较和缓的一类药，如党参、山药、甘草等。平性是相对而言的，而不是绝对的，也有偏凉、偏温的不同，因此仍称四气（性）而不称五气（性）。

（2）五味：即指药物因功效不同而具有辛、甘、酸、苦、咸等味。其既是药物作用规律的高度概括，又是部分药物真实滋味的具体表示。此外还有淡味、涩味。由于长期以来将涩附于酸，淡附于甘以合五行配属关系，故习称五味。五味最初是依据药物的真实滋味确定的。

五味如黄连、黄柏之苦，甘草、枸杞子之甘，桂枝、川芎之辛，乌梅、木瓜之酸，芒硝、昆布之咸。

随着用药经验的发展，人们对药物作用的认识不断丰富，一些药物的功能很难用其滋味来解释，因而采用以功效推定其味的方法。例如，葛根、皂角刺并无辛味，但前者有解表散邪作用，常用于治疗表证；后者有消痈散结作用，常用于痈疽疮毒初起或脓成不溃之证。二者的作用皆与"辛能散、能行"有关，故皆标以辛味。由此可知，确定味的主要依据有二：一是药物的真实滋味，二是药物的功能。

辛：能散、能行，有发散、行气、行血等作用。一般治疗表证的药物，如麻黄、薄荷；治疗气滞血瘀的药物，如木香、红花，都有辛味。辛味药大多能耗气伤阴，气虚阴亏者慎用。

甘：能补、能缓、能和，即有补益、缓急止痛、调和药性、和中的作用。如人参大补元气，熟地黄滋补精血，饴糖缓急止痛，甘草调和诸药等。某些甘味药还具有解药食中毒的作用，如甘草、绿豆等，故又有甘能解毒之说。甘味药大多能腻膈碍胃，令人中满、腹胀，凡湿阻、食积、中满气滞者慎用。

酸：能收、能涩，即有收敛固涩的作用。多用于体虚多汗，久泻久痢，肺虚久咳，遗精滑精，尿频遗尿等滑脱不禁的证候。山茱萸、五味子涩精、敛汗，五倍子涩肠止泻，乌梅敛肺止咳、涩汤止泻等。酸味药大多能收敛邪气，凡邪未尽之证均当慎用。

苦：能泄、能燥、能坚，即有清热解毒、泻火、燥湿的作用。能泄的含义较广：①通泄。如大黄泻下通便，用于热结便秘。②降泄。如杏仁降泄肺气，用于肺气上逆之咳喘。枇杷叶除了能降泄肺气外，还能降泄胃气，用于胃气上逆之呕吐、呃逆。③清泄。如栀子、黄芩清热泻火，用于火热上炎、神躁心烦、目赤口苦等证。

咸：能下、能软，即具有泻下通便、软坚散结的作用。一般来讲，泻下或润下通便及软化坚硬、消散结块的药物多具有咸味，咸味药多用治大便燥结、痰核、瘿瘤、症瘕痞块等证。如芒硝泻热通便，海藻、牡蛎消散瘿瘤，鳖甲软坚消症，最好理解的，就是我们平常肩颈僵硬不适，会用盐袋热熨，颈部肌肉就柔软了，舒适了。

（3）升降浮沉：表示药物对人体作用的不同趋向性，是说明药物作用性质的概念之一。

升是上升，降是下降，浮表示发散，沉表示收敛、固藏和泄利二便。升浮类药能上行向外，分别具有升阳发表、祛风散寒、涌吐、开窍等作用；沉降类药能下行向内，分别具有泻下、清热、利水渗湿、重镇安神、潜阳熄风、消积导滞、降逆止呕、收敛固涩、止咳平喘等作用。

药物的性味：凡性温热、味辛甘的药为阳性，多主升浮，如桂枝、麻黄等；而性寒凉、味酸苦咸的药为阴性，多主沉降，如天花粉、芒硝等。

药物的质地轻重：凡花、叶类质轻的药多主升浮，如菊花、桑叶等；种子、果实及矿物、贝壳类质重的药多主沉降，如紫苏子、枳实、磁石、石决明等。

药物的气味厚薄：凡气味薄者多主升浮，如紫苏叶、金银花；气味厚者多主沉降，如熟地黄、大黄等。

炮制和配伍：就炮制而言，酒炒则升，姜汁炒则散，醋炒则收敛，盐水炒则下行。就配伍而言，在复方配伍中，性属升浮的药物在同较多沉降药配伍时，其升浮之性可受到一定的制约。反之，性属沉降的药物同较多的升浮药同用，其沉降之性亦能受到一定程度的制约。中医各医家在应用有的草药的时候，会根据患者病情酌情考虑选择药物是否需要再行炮制，有的患者脾胃虚弱容易腹泻就多用炒制，这样患者服药也会非常舒服。如果是患者比较虚寒，而且上焦心肺有虚火，就又会使用生甘草来清泻虚火。还有生乌头、生南星、生半夏通过炮制，配伍应用得更加广泛，还可以增加疗效，减弱不良反应和毒性。

（4）归经：是药物作用的定位概念，即表示药物作用部位。归是作用的归属，经是脏腑经络的概称。

归经就是指药物对于机体某部分的选择性作用，主要对某经（脏腑及其经络）或某几经发生明显的作用，而对其他经作用较小，甚至没有作用。

归经理论基础是脏象学说与经络学说，心主神志，当出现精神、思维、意识异常的证候表现，如昏迷、癫狂、健忘等，可以推断为心的病变。能缓解或消除上述病症的药物，如开窍醒神的麝香、镇惊安神的朱砂、补气益智的人参皆入心经。同理，桔梗、杏仁、款冬花能止咳、平喘，归肺经；全蝎能祛风止痉，归肝经；药物的归经理论能够指导临床用药，增加全方药物的作用疗效，归经相当于西医所说药物分子的"靶向治疗"，能够直接针对病变部位和病变经络来治疗。

2. 年龄、体质、季节变化与服用剂量的关系

一般老年、小儿、妇女产后及体质虚弱的患者，都要减少用量，成人及平素体质壮实的患者用量宜重。一般5岁以下的小儿用成人药量的1/4。5岁以上的儿童按成人用量减半服用。病情轻重、病势缓急、病程长短与药物剂量也有密切关系。一般病情轻、病势缓、病程长者用量宜小；病情重、病势急、病程短者用量宜大。

用药与四季相应，夏季毛孔张开易汗，故夏季发汗解表药及辛温大热药不宜多用；冬季寒冷，毛孔紧闭，故冬季发汗解表药及辛热大热药可以多用；夏季苦热，故降火药用量宜重；冬季苦寒，故降火药用量宜轻。

除了毒性大的药、作用峻烈的药、精制的药及某些贵重的药外，一般中药常用内服剂量 5 ~ 10g；部分常用药较大剂量为 15 ~ 30g；新鲜药物常用量为 30 ~ 60g。

（七）药食同源。常用药食两用的中药有：蜂蜜、山药、莲子、大枣、龙眼肉、枸杞子、核桃仁、茯苓、生姜、菊花、绿豆、芝麻、大蒜、花椒、山楂等

1. 何谓"药食同源"

药食同源是说中药和食物是同时起源的。食之偏性谓之药，许多食物即药物，它们既有药品的治疗疗效，又有食品的安全性、稳定性，我们将这类食物称为药食同源物品。

2. 家庭常用"药食同源"举例

（1）蜂蜜：性味甘、平，能补脾益气、润肠通便。那它是怎样润肠的呢？经常便秘的话可以早晨喝一杯蜂蜜醋水（一汤匙蜂蜜加一汤匙醋，对 200ml 水），这个缓解便秘的效果很好。便秘的主要原因除了肠燥以外，还与气虚有关，蜂蜜有补气的作用，气足则肠润，大便自然就通畅了。

《伤寒论》"蜜煎方……并手捻作挺"，用蜂蜜适量，在锅内熬煎浓缩，趁热取出，捻成如小手指样约 6.66 厘米长的栓子，塞入肛门内。适用于病后、老年、女性刚生完孩子之后，因肠胃津液不足，大便秘结，体虚不可攻下者，如脑中风的患者。

当然，蜂蜜也不是每个人都能食用的。曾有报道称蜂蜜中含有雌激素，可以导致某些女性患者内分泌出现一些问题或子宫肌瘤，特别是可以促进乳腺肿物的增长，所以乳腺增生的患者不能食用蜂蜜[1]。另外，大便溏泄的患者，吃蜂蜜会越吃越严重；阳虚的患者也不宜食用，因为蜂蜜比较滋腻。特别提醒大家，未满 1 岁的婴儿不宜吃蜂蜜，糖尿病患者不建议食用蜂蜜。

（2）山药：又名薯蓣，性味甘、平，能补肺脾肾、滋阴润燥。山药降糖效果也不错，河南省中医院治未病科的吕沛宛大夫治疗糖尿病患者，凡属阴虚体质者，均指导长期食用山药。清末名医张锡纯曾用玉液汤治疗消渴（即糖尿病），方中即重用山药为君。玉液汤原方为：生山药30g，生黄芪15g，知母18g，葛根5g，五味子9g，天花粉9g，生鸡内金6g（此方须在医师指导下使用）。

治疗小儿夏秋季腹泻，可用薯蓣（山药）鸡子黄粥（鸡子黄即蛋黄）。"小儿乃少阳之体"，阴分未足，如滑泻不止，尤易伤及阴分。若兼发热烦渴、小便不利、干呕懒食等证，《医学衷中参西录》"其人胃阴素亏，阳明府证未实，已燥渴多饮。饮水过多，不能运化，遂成滑泻，而燥渴益甚"。在治疗上，《医学衷中参西录》"欲滋其阴，而脾胃愈泥；欲健其脾，而真阴愈耗，凉润温补，皆不对证……唯山药脾肾双补，在上能清，在下能固，利小便而止大便，真良药也。且又为寻常服食之物，以之作粥，少加砂糖调和，小儿必喜食之。一日两次煮服，数日必愈。"在薯蓣粥内，加"固涩大肠"的熟鸡子黄，即山药鸡子黄粥，用以治疗泄泻日久、肠滑不固者。鸡子黄味甘、性平，有滋阴润燥，养血息风之功。配合山药同服，补真阴，固元气，平喘嗽，止泄泻之效更彰。其具体做法为：生山药30g，熟鸡子黄3枚；将山药切块，研成细粉，用凉沸水调成山药浆，然后再将山药浆倒入锅内，置文火上，不断用筷子搅拌，煮沸，加入鸡子黄，继续煮熟即成，每日2次，空腹温热服，若小儿服用可加少许白糖，大便秘结及湿热痢者忌用。[2]

（3）莲子：性味甘、涩、平，能养心安神、益肾固精，另外它还能降血糖、止泄泻。一位间断大便不成形20年的患者，在吕沛宛大夫的调治下，除了口服中药调理胃肠以外，平日经常食用莲子炖猪肚，后来症状逐渐改善。莲子炖猪肚，久泻的患者可以尝试一下，本品即好吃又有效。

（4）大枣：性味甘、温，能补中益气、养血安神，《神农本草经》里说大枣能"安中养脾"。睡眠不好属于气血亏虚、心脾两虚的患者可以准备十几个大枣，煮水喝，有帮助睡眠的作用。脾气虚弱，消瘦，倦怠乏力等患者都属于气血亏虚，兜里常备大枣，可以当零食吃，能补气养血。另外大枣还可以调药味、缓药性，《伤寒论》中就经常使用大枣，比如说"十枣汤"。临床上还有一个经验，很多人吃完中药以后，口中特别苦，吃一个大枣以后，苦味就能矫正过来。大枣还能温中补气，有的患者常年脾胃虚寒，一吃生冷食品就拉肚子，可用大枣 50g，红糖 50g，干姜 5g，水煎，喝汤食枣，每日 1 剂，坚持服用效果也很不错。

有谚语说："一日三枣，长生不老。"但食枣也应适量。有新闻曾报道某老年女性，吃枣太多，大量的枣皮附着在胃肠道，导致消化功能出现问题。《饮食须知》："生食多令人热渴膨胀，动脏腑，损脾元，助湿热。"

（5）龙眼肉：性味甘、温，能补益心脾、养血安神、开窍益智。《本草求真》："龙眼气味甘温，多有似于大枣，但此甘味更重，润气尤多，于补气之中，又更存有补血之力，故书载能益脾长智，养心保血，为心脾要药。是以心思劳伤而见健忘怔忡惊悸，暨肠风下血，俱可用此为治。"如果思虑过度，劳伤心脾，出现心慌，失眠健忘，食少体倦等，可以多吃一些龙眼肉，能养心、安神、健脾。龙眼肉还可以治疗气血亏虚，如《随息居饮食谱》中记载的"玉灵膏"，就是用龙眼肉加白糖蒸熟，然后用开水冲服。[3]

龙眼肉是以温性为主，阴虚的患者不宜食用，湿盛中满或有停饮、痰、火者也是忌服的。

（6）枸杞子：性味甘、平，归肝、肾经，能滋补肝肾、益精明目。长时间伏案工作，眼干眼涩，生吃 30 ~ 50 颗枸杞子，效者翌日眼干涩可缓解。明代著名医书《寿世保元》记载有"枸杞膏"，能生精补血、补元气、延年益寿，具体的做法就是将枸杞子 500g 放砂罐内，用水煎十余沸，用细纱布滤过，将渣挤出，再入水熬，滤取汁，3 次，去渣不用，将汁再滤入砂罐内，慢火熬成膏。[4]不论男女，早、晚用酒调服。

枸杞子是养肝肾之阴的滋阴药物，脾胃虚弱的患者不宜食用。

（7）核桃仁：性味甘、温，能补肾温肺、润肠通便。《本草纲目》记载，核桃能够"补气养血，润燥化痰，益命门，利三焦，温肺润肠，治虚寒喘嗽，腰脚重痛。"[5]慢性咳嗽的患者可以把核桃仁炒一炒，长期服用可以温肾止咳。核桃仁用食油炸酥，加糖适量混合研磨分次服完，有治疗尿路结石的作用。另外，油炸核桃仁还具有通便的作用。因为核桃仁性温，富含油脂，可以润肠通便，因此阴虚火旺、痰热咳嗽及便溏者不适宜服用。

（8）茯苓：性味甘、淡、平，能安神、渗湿、健脾。茯苓可以做成茯苓膏，用面粉 200g，茯苓 15g，发酵粉 3g，泡打粉 3g，白糖 20g，各种干果适量，清水 200g，将茯苓打成粉，与面粉、泡打粉、白糖混合后过筛，发酵粉与清水混合后静置 10 分钟左右，倒入容器中，搅拌成比较稠的面糊，再将面糊放于温暖处发酵至 2 倍大，取一个大点的容器，底部及四周抹油，将发酵好的面糊倒入，上面撒些干果，蒸锅里水开了以后蒸 23 分钟即可。[6]

茯苓膏久服轻身，但是如果身体没有什么问题的时候，一般不建议食用。出现产后尿潴留的患者，可以将茯苓和葱白捣碎敷于气海和关元穴上，穴上外敷热水袋效果更好。

（9）生姜：性味辛、温，能解表散寒、温中止呕、温肺止咳。生姜是味道辣、温性的药物，对脾经和肺经感受寒邪导致的疾病疗效最好，例如受风寒感冒了，吹了冷气咳嗽了，受寒或吃了生冷食品胃寒想吐了，生姜都是不错的选择。

治疗感冒：最简单的办法就是把生姜捣出汁，及时涂抹到项背部和腹部，暖和和地睡一觉，出点小汗，新病轻症患者翌日就可以痊愈。

46 岁的李女士因肩部酸痛、胳膊抬举困难前来就诊，吕沛宛大夫问诊后才知道她前一日夜里吹冷气了，患者当时处于生理期，针刺不太适宜，吕大夫就把现捣出的生姜汁轻轻拍在她的肩部和后项部。拍下 1 分钟，李女士说肩部热乎乎的、辣乎乎的，疼痛有所减轻；过了 3 分钟，李女士头部汗出涔涔，肩痛竟然显著缓解。吕大夫将剩下的姜汁送给她，告诉她睡前继续拍一次姜汁，并建议肩部用热水袋外敷，效果会更佳。当然了，因月经期受寒，又让她配上一瓶姜糖膏调服温中养血，以坚固正气。几日后复诊患者自诉症状明显减轻。

（10）菊花：性味辛、甘、苦，能疏散风热、平抑肝阳、清肝明目、清热解毒。我们经常使用电脑，可引起眼干、眼涩，还发热、发红，这时候就可以用枸杞子配菊花泡水喝，不但气香味美，还能滋阴润燥、散热明目。

但要注意，阳虚体质者不宜食用。

（11）绿豆：性味甘、寒，能清暑热、解毒、利水。如果你正在喝中药就不要食用绿豆了。绿豆性寒，夏天有暑气的时候食用为好，如每天喝一碗绿豆汤，清热又解暑。但是现在冬天寒冷的时候有很多老百姓家里都还在食用绿豆，如果你不是湿热证的患者就不要食用了，因为冬天使用了绿豆以后会越吃越冷。绿豆适量浸泡后煮沸，以汤冲鸡蛋，每日早晚各 1 次，治疗复发性口疮。[7]绿豆还是解毒良药，夏天食物中毒的时候可用生绿豆研末加冷开水滤汁顿服，或浓煎频服。当然，中毒严重者建议到医院就诊。

但要注意，阳虚体质的人不适合食用绿豆，食用完以后会拉肚子的。

（12）黑芝麻：性味甘、平，能润燥、补肝肾、乌发。现代研究表明，黑芝麻有抗衰老作用，古方多用于精亏血虚，肝肾不足引起的头晕眼花、须发早白、四肢无力等症。如《寿世保元》记载桑麻丸，以黑芝麻配伍桑叶为丸服，用以延年益寿。如果便秘，可以用黑芝麻、制何首乌、核桃仁各等量，制何首乌水煎取汁，另二味研细末，再以适量蜂蜜调成膏状，每日服 3 次，每次10 ~ 20g，治疗便秘效果不错哦。孩子便秘，把黑芝麻配麦芽糖炒制，每次吃5 ~ 10g，一些孩子的便秘就好了。

（13）大蒜：性味辛、温，能解毒杀虫、消肿、止痢。大蒜解毒疗疮止痒效果很好，北疽漫肿无头者，《外科精要》以大蒜配伍淡豆豉、乳香研烂置疮上，铺艾灸之。民间亦常用大蒜切片外擦或捣烂外敷，治疗皮肤瘙痒或头癣瘙痒。大蒜还可以杀虫，把大蒜捣烂，加茶油少许，睡前涂于肛门周围，可治疗蛲虫。除此之外，大蒜还能引火归原。上火、牙龈出血，大蒜2瓣，拍碎后贴在脚底，6小时左右，很多人火气就下去了。孩子因寒咳嗽，一头大蒜拍碎，干姜粉5g，红糖5g，加上100ml水，在锅里蒸半小时，把水一喝，轻症患者基本就好了。

大蒜外服可引起皮肤发红、灼热甚至起泡，所以不可敷得太久。阴虚火旺及有目、舌、喉、口齿等疾病的患者都不宜服用。

（14）花椒：味性辛、温，能温中止痛、杀虫止痒、温中散寒。现在的年轻人特别喜欢吃冰激凌、喝冷饮，吃完了以后胃里天天觉得灌冷风，好不了。许多患者吃其他中药效果都不好，就用花椒炖羊脊髓骨，早晨吃或中午吃有很好的温中散寒功效。另外还具有杀虫止痒的作用，用250g花椒放锅里，添4L左右的水，煮沸后倒入桶中，患者脱下裤子，趁花椒水冒热气时坐于桶上熏蒸肛门，能把蛲虫熏落到水里而杀死，可以多熏一会儿，若水凉可以加热后再次熏蒸，用治蛲虫病、肛周瘙痒等。[8]还可以用花椒20粒、食醋100g、糖少许煎煮后去花椒，一次服用，治疗胆道蛔虫病。再有就是治疗顽癣，可以用川花椒（去籽）25g，紫皮大蒜100g，研成泥，揉搓患处，每日1~2次。

（15）山楂：又叫山里红，性味酸、甘、微温。生山楂偏于活血化瘀，炒山楂可以健脾开胃消食，焦山楂、山楂炭长于止泻止痢。《本草纲目》中说山楂可以"化饮食，消肉积癥瘕，痰饮痞满吞酸，滞血痛胀"。山楂能治疗各种饮食积滞，尤其对于消化油腻肉食者，效果更好，比如咱们现在常吃的健胃消食片等药物，里面的主要成分其实就是山楂。平时肉吃多了，消化不良了，可以吃个炒山楂助消化。山楂还可以活血祛瘀止痛，"金元四大家"之一的朱丹溪就曾单用山楂加糖水煎服，治疗产后瘀阻腹痛、恶露不尽或痛经、经闭等。

山楂只消不补，无积滞或脾胃虚弱者应慎用或不用。同时孕妇如果大量服用山楂，容易引起流产，故孕妇禁用。

（八）中医保健五大要穴是膻中、三阴交、足三里、涌泉、关元

1. 膻中

定位：在胸部前正中线上，两乳头连线的中点。

《灵枢经》有云"膻中者为气之海"，也就是说膻中可以调节人体全身之气的运动。中医认为气是构成人体并维持人体生命活动的基本物质之一，是运动不息的。若气的运动出现失常，人体就会出现各种病理变化，比如气喘、咳嗽、呃逆、情志不畅等。而膻中则具有理气宽胸、活血通络、清肺止喘、舒畅心胸等功效，可以治疗胸闷、胸痛、心悸、咳嗽、失眠、气喘、肋间神经痛、呃逆等症。每天早、晚按摩刺激此穴，可宽胸理气、行气活血、舒畅心胸。

膻中的保健方法

☺ 两手手掌互摩擦令热，随之以一手手掌大鱼际部置于胸部膻中处，先顺时针方向按揉 36 次，再逆时针方向按揉 36 次。

☺ 两手手掌互摩擦至热，随之用右手掌面自膻中沿胸肋抹推至左侧腰部，然后再用左手掌面自膻中沿胸肋抹推至右侧腰部，一左一右为 1 次，如此连做 9 次。

2. 三阴交

定位：小腿内侧，当足内踝尖上 3 寸，胫骨内侧缘后方。

三阴交是脾、肝、肾三条经络交集的穴位，按揉、艾灸三阴交，可达到同时调理肝、脾、肾的目的。进而能够调节月经，改善皮肤，以期达到美容养颜的功效。

另外，三阴交还能调治脾胃虚弱、消化不良、腹胀腹泻、白带过多、子宫下垂、全身水肿、眼袋浮肿、小便不利、脚气、失眠等症。

三阴交的保健方法

☽ 按揉法。拇指或中指指端按压对侧三阴交，一压一放为 1 次；或先顺时针方向、再逆时针揉三阴交，持续 3 分钟。

☽ 叩击法。一手握拳有节奏地叩击对侧三阴交，两侧各 36 次。

☽ 摩擦法。手掌摩擦热后摩擦三阴交，两侧各 36 次。

☽ 灸法。睡前艾灸此穴有助眠的作用。有痛经的女性可在月经来前一周开始，每侧各灸 5 分钟。

3. 足三里

定位：位于小腿前外侧，犊鼻穴下 3 寸，距胫骨前嵴一横指（中指）处。

足三里为足阳明胃经的主要穴位，具有调理脾胃、补中益气、通经活络、疏风化湿、扶正祛邪的功效。

胃经是人体多气多血的经络，而足三里是胃经上的要穴，刺激足三里可激发全身气血的运行，调节胃液分泌，增强消化系统功能，提高人体免疫力及延缓衰老。因此，民间流传着"常灸足三里，胜吃老母鸡"的说法。

足三里的保健方法

☽ 点揉法。坐位，微屈膝，腰微前倾，用拇指指腹点揉一侧足三里。点揉时的力度要均匀、柔和、渗透，两侧足三里同时或交替进行点揉。每天早、晚各 1 次，每侧 3 分钟。

☽ 灸法。30 岁以上人士上午用艾条双侧足三里各灸 15 分钟，10 天为 1 个疗程。急慢性泌尿系感染患者禁灸。

三法任选其一，坚持 3 个月，能改善肠胃功能。

4. 涌泉

定位：位于足前部凹陷处第 2、第 3 趾趾缝纹头端与足跟连线的前 1/3 处，当你用力弯曲脚趾时，足底前部出现的凹陷处就是涌泉。

对涌泉进行按摩，能够起到补肾固精、聪耳明目等保健作用，除此之外还可以预防哮喘，治疗失眠多梦、头晕眼花、高血压等疾病。

涌泉的保健方法

日常对于涌泉的保健多在睡前进行。洗浴后放松地坐在床上，用两手手掌来回揉搓或者是按摩涌泉以及脚底的部位，以揉搓到脚底发烫或者是发热为度，然后再用拇指的指腹位置点按涌泉，等到出现酸痛情况就可以停止换另外一只脚按摩。

除此之外，还可以临睡前用艾叶泡脚足浴，能够补肾助眠。

5. 关元

定位：位于腹部，身体前正中线，脐中下 3 寸。

中医认为，关元具有培元固本、大补元气的功效。因此，它可以强身健体、延年益寿，同时，但凡遇到元气亏损、精力不济的亚健康状态患者均可用此穴来治疗。

关元是男子藏精、女子蓄血之处。它位属下焦，为足三阴、任脉的交会穴，内有肾脏、小肠、膀胱、胞宫、前列腺等脏腑组织。因此，关元可统治足三阴、小肠、任脉上的诸病，具有补肾壮阳、理气和血、壮元益气等作用。临床上，此穴可用于治疗遗精、阳痿、早泄、性功能低下等男科疾病，还可解决月经不调、闭经、白带异常、子宫脱垂等妇科疾病。

关元的保健方法

- 点揉法。取仰卧位，以中指指腹点揉关元，顺时针和逆时针交替点揉。点揉的力度要均匀、柔和、渗透，使力量深达深层局部组织。每日早、晚各 1 次，每次点揉 3 分钟，可双手交替操作。

- 灸法。用艾条悬灸关元，每季节末各灸 15 天，每日 1 次，每次 15 分钟。

（九）自我穴位按压的基本方法有：点压、按揉、掐按、拿捏、搓擦、叩击、捶打

推拿属于中医特色外治疗法，是指在中医理论的指导下，在人体一定的部

位或穴位上，运用各种手法和特定的肢体活动来防治疾病的一种医疗方法。而自我穴位按压手法，属于推拿手法的一部分，有其独特的魅力和价值。

（1）点压法：是点法和压法的复合动作，手法中点压是指以指端或关节突起部点压治疗部位，主要包括指端点法、屈指点法、肘点法。

指端点法，是指拇指上端指面对治疗部位进行持续点压，或拇指屈曲，拇指指间关节对治疗部位进行持续点压。

屈指点法，是指食指屈曲，以食指指间关节突起部对治疗部位进行持续按点压。

肘点法，是指屈肘以肘尖着力于治疗部位进行持续点压。

患者还可以采用点穴棒点压法，以点穴棒着力于治疗部位，进行持续点压。点穴棒材料有木质、牛角、金属等，其着力端比较圆钝，点按时没有刺痛。

另外，自我穴位点压时要注意着力部位要紧贴体表，要由轻到重，再者，无论哪种点压法，都要用力均匀。

点压法具有通经活络、调理气血的作用，多用于止痛、急救、调理脏腑的功能。

（2）按揉法：是按法和揉法的复合动作，包括指按揉法和掌按揉法。指按揉法是用手指纹面置于治疗部位，前臂与手指施力，进行节律性按压揉动；掌按揉法分为单掌按揉法和双掌按揉法。注意按揉法的节奏性，即不可过快，也不可过慢。

按法是指掌着力于体表，渐渐用力下压，分为指按法和掌按法，在按法的过程中着力部位要紧贴体表，不可移动，用力由轻到重，不可突施暴力。按法具有放松肌肉、活血止痛的作用，治疗腰痛、肩周炎、偏瘫、头痛等病症。

按揉法具有松肌解疲、行气活血、调理脏腑功能的作用，可治疗肩周炎、腰椎间盘突出、高血压、糖尿病、痛经等多种病症。

（3）掐按法：是掐法与按法的复合动作，是指以指端重刺激治疗部位。分为双手掐按法和单指掐按法：单手掐按法是指以单手拇指指端掐按人体的穴位，如人中穴；双手掐按法，是以两手的拇指、食指相对用力，按压治疗部位。在做掐按法时，用力要稳、准，刺激量要大。掐后要轻揉局部，以缓解不适之感。

掐按法具有醒神开窍、通经止痛的作用，可用于治疗昏迷以及各种急性痛症。

（4）拿捏法：是拿法和捏法的复合动作。

拿法是指以拇指和其余四指相对用力，提捏肌肉，可用双手。拿法，有缓解肌肉痉挛、通调气血、开窍醒脑的作用，用于治疗颈椎病、肩周炎等病症。

捏法，是指用拇指与其他手指在治疗部位做相对性挤压，有三指捏法、五指捏法。捏法具有疏通经络、缓解肌肉痉挛的作用，用于治疗头痛、颈椎病等病症。

（5）搓擦法：是搓法和擦法的复合动作。

搓法是单手或双手着力于治疗部位，做快速的交替动作或往返动作，分为夹搓法和推搓法。搓法具有调和气血、疏肝理气的作用。

擦法，用指、掌贴附于体表一定部位，做快速的直线往返运动，使之生热。擦法分为掌擦法、鱼肌擦法和侧擦法。擦法具有温经的作用。用于治疗寒性疾病。

（6）叩击法：用掌根、掌心、指端、小鱼际、拳背或桑枝棒等器具击打治疗部位，包括掌根击法、侧击法、指尖击法、拳击法、棒击法。叩击法具有行气活血、开窍醒脑、缓解肌肉痉挛、消除肌肉疲劳等作用，用于治疗颈椎、腰椎、风湿痹痛、疲劳酸痛等疾病。

（7）捶打法：是一种以拳、指或掌背击打患处来治疗疾病的手法。此法可单手或双手进行，随起随落，轻松自如。它可以改善局部血液循环和新陈代谢，解除肌肉痉挛，促进水肿和血肿的吸收等。捶打法要刚中有柔，要避免生敲硬打。

（十）刮痧可以活血、舒筋、通络、解郁、散邪

"刮痧"这个"痧"字也就是"痧症"。这种疗法起源于旧石器时代，人们患病时，出于本能地用手或者石片抚摩、捶击身体表面的某一部位，有时竟然能使疾病得到缓解。通过长期的实践与积累，逐步形成了砭石治病的方法，这也是"刮痧"疗法的雏形。

1. 什么是刮痧

刮痧，又称"挑痧"，是中国传统的自然疗法之一，它是以中医皮部理论为基础，用器具（牛角、玉石、铜钱等）在皮肤相关部位刮拭，以达到疏通经络、活血化瘀的目的。刮痧可以扩张毛细血管，增加汗腺分泌，促进血液循环，对于高血压、中暑、肌肉酸痛等所致的风寒痹症都有立竿见影之效。经常刮痧，可起到调整经气、解除疲劳、增加免疫力的作用，可活血化瘀、调整阴阳、舒筋通络、排除毒素、行气活血。

2. 刮痧的要求

刮痧需要达到"重而不板，轻而不浮"的力度要求；并"快而不滑，慢而不滞"的速度要求。

角度要求：刮板与刮拭方向保持 45°～90° 进行刮痧。

长度要求：刮痧部位刮拭时应尽量拉长，如背部每条 6～15cm。

程度：一般刮拭 20 次左右，以出现痧痕为度，停止刮拭。如一些不出痧或出痧少，不可强求。

刮痧虽然安全、无副作用，但个别人有时因其本身在某个时刻不具备接受治疗刮痧的条件，或治疗刮痧时操作者的刮拭手法不当、刮拭时间过长，则会出现晕刮现象（晕厥）。我们应该注意室内空气流通，温度、湿度适宜。根据患者的年龄、病情、患病部位和体位，选用合适的手法和刺激强度。刮痧过程中要随时观察人体和病情变化，如有胸闷不适、面色苍白、出冷汗等情况，应立即停止刮痧并及时联系医院。刮痧后嘱患者保持情绪稳定，避免发怒、烦躁、

焦虑等情绪。饮食宜清淡,忌生冷瓜果和油腻之品,刮出痧后饮一杯温开水(最好为淡糖盐水),并休息 15 ~ 20 分钟。使用后的刮具,应清洁消毒处理后,擦干备用。切忌用冷毛巾擦拭刮痧部位的皮肤。

刮痧治疗之后,局部皮肤会出现各种不同的反应,主要表现为颜色和形态的变化,这便是痧象。痧象不同,痧疹出现的部位不同,痧疹本身的形态亦不相同。一般来说,痧色鲜红,呈点状,多为表证,病程较短,病情较轻,预后较好;痧色暗红,呈斑片状,多为里证,病程较长,病情较重,预后较差。在刮痧治疗过程中,痧象颜色由暗变红,由斑块转成散点,提示治疗有效,病情渐趋好转;反之,则病趋严重。具体来说:紫色痧象表示湿热重;紫红色痧象表示有湿热、风湿、肝热;紫黑色痧象表示有湿气、邪气、阴虚;红色痧象表示有血热、肺热;颗粒状痧象表示有宫寒、体寒、胃寒。

3. 什么情况下不能刮痧

☺ 凡体质瘦削,有出血倾向,孕妇的腹部、腰骶部,皮肤病变处不宜刮痧。

☺ 患者过饥、过饱、过度紧张时禁止刮痧。

(十一)拔罐可以散寒湿、除瘀滞、止肿痛、祛妻热

1. 拔罐的使用器具主要有以下三种

☺ 玻璃罐:由玻璃制成,形如笆斗,肚大口小,口边外翻,在医疗市场上可买到 1、2、3、4、5 五种型号罐。优点是质地透明,使用时可直接观察局部皮肤的变化,便于掌握时间,应用普遍,最适于刺络拔罐之用。缺点是容易破碎。

☺ 竹罐:分大、中、小三型。把坚固的细毛竹截成圆筒,一端留节为底,一端为罐口,即做成竹罐。竹罐中段略粗,两端略细,呈腰鼓状。其优点是取材容易,制作简便,轻巧价廉,不易损坏,且适于药熏,临床多采用之。缺点是易爆裂漏气。

☺ 陶罐:大小不等,为陶土烧制而成。口底平,中间略向外展,形如瓷鼓。其特点是吸力大，但质重易碎。

在农村有些地方，有人使用玻璃杯或罐头空瓶拔罐，由于罐口锐利，加之火罐负压经常会划伤皮肤，不建议使用，建议大家去医疗场所在医生指导下拔罐。

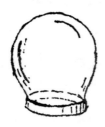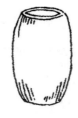

各式火罐

2. 拔罐方法

（1）火罐法：利用燃烧时火焰的热力，排出空气，形成负压，将罐吸拔在皮肤上。它是最常用的一种方法。

（2）抽气罐法：也称为真空拔罐器，是以利用机械抽气原理使罐体内形成负压，使罐体吸附选定的部位，造成皮下及浅层肌肉充血，而刺激人体皮部、经筋、经络穴位。

3. 拔罐的注意事项

（1）体位：体位正确与否，关系着拔罐的效果。正确体位使人感到舒适，肌肉能够放松，施术部位可以充分暴露。一般采用的体位有以下几种：

仰卧位：适用于前额、胸、腹及上下肢前面。

俯卧位：适用于腰、背、臀及上下肢后面。

侧卧位：适用头、面、侧胸、髋及下肢外侧。

俯伏坐位及坐位：适用于头顶、背、上肢及膝。

（2）留罐时间：大罐吸力强，每次可拔 5 ~ 10 分钟；小罐吸力弱，每次可拔 10 ~ 15 分钟，此外还应根据患者的年龄、体质、病情、病程，以及拔罐的施术部位而灵活掌握。

（3）拔罐次数：一般 10 次为 1 个疗程，中间休息 3 ～ 5 日。特殊罐法依具体情况而定。

（4）起罐：用一只手拿住罐子，另一只手按罐口边的皮肤，两手协作，待空气缓缓进入罐内后（空气进入不宜太快，否则负压骤减容易使患者产生疼痛），罐即落下，切不可用力起拔，以免损伤皮肤。

（5）起罐后处理：一般不需进行处理。如留罐时间过长，皮肤起较大的水疱时，可用消毒针刺破后，涂以聚维酮碘（碘伏），以防感染。处理完毕后，让患者休息 10 ～ 20 分钟方可离去。

4. 拔罐的禁忌

☯ 因全身发热引起的头痛、头目昏重、抽搐、痉挛。

☯ 高度神经质、狂躁不安不合作者。

☯ 肌肉瘦削、露骨不平及毛发多之处。

☯ 有出血倾向的疾病，如血友病、血小板减少性紫癜、咯血以及白血病等。

☯ 中度或重度心脏病、心力衰竭者。

☯ 全身高度浮肿者（水肿病）。

☯ 孕妇腹部、腰骶部。

☯ 皮肤高度过敏者，各种皮肤病及溃疡，施术部位皮肤破损溃烂者，外伤骨折者，或有静脉曲张、癌症、恶病质、皮肤丧失弹性者。

☯ 活动性肺结核、妇女月经期。

☯ 大血管附近、浅显动脉分布处及瘢痕处。

☯ 醉酒、过饥、过饱、过度疲劳者等。

5. 不同罐印代表的意义

☯ 罐印紧黑而暗。一般表示体有血瘀，如行经不畅、痛经或心脏供血不足等，当然，如患处受寒较重，也会出现紫黑而暗的印迹。如印迹数日不退，则常表示病程已久，需要多治疗一段时间。如走罐出现大面积黑紫印迹时，则提示风寒所犯面积甚大，应对症处理以祛寒除邪。

☽ 罐印发紫伴有斑块，一般可表示有寒凝血瘀之证。

☽ 罐印为紫色散点，深浅不一，一般提示为气滞血瘀之证。

☽ 罐印淡紫发青伴有斑块，一般以虚症为主，兼有血瘀。如在肾俞处呈现，则提示肾虚；如在脾俞部位则系气虚血瘀。此印迹常伴有压痛。

☽ 罐印鲜红而艳，一般提示阴虚、气阴两虚。阴虚火旺也可出现此印迹。

☽ 罐印为鲜红散点，通常在大面积走罐后出现，并不高出皮肤。如系在某穴及其附近集中，则预示该穴所在脏腑存在病邪（临床中有以走罐寻找此类红点，用针刺以治疗疾患的）。

☽ 吸拔后没有罐迹或虽有但启罐后立即消失，恢复常色者，一般多提示病邪尚轻。当然，如取穴不准时也会拔无罐迹。也不能以一次为准，应该多拔几次确认是否有病症。

☽ 罐印灰白，触之不温。多为虚寒和湿邪。

☽ 罐印表面有纹络且微痒。表示风邪和湿邪。

☽ 罐印出现水疱。说明体内湿气重，如果水疱内有血水，是热湿毒的反映。

☽ 出现深红、紫黑或丹痧，或触之微痛兼见身体发热者，提示患热毒证；身体不发热者，提示患瘀证。

☽ 皮色不变，触之不温者，提示患虚证。

（十二）艾灸可以行气活血、温通经络

有患者自诉平时怕冷厉害，经诊疗后嘱其用艾条施灸，患者一脸迷茫。艾灸是中医师治病的一个重要法宝，且操作简单，是方便有效的居家中医保健方法，若不能好好普及推广使用，实为憾事。

1. 艾灸的原理

其原理简单说来，就是点燃艾草后熏熨或温灼体表穴位或患病部位，借灸火的温热力及药物的作用，通过人体经络的传导，起到温通气血、扶正祛邪的

作用，达到治病和保健的目的。艾叶，性味苦、辛、温，入肝、脾、肾经，具有温经止血、散寒止痛、祛风止痒的功效。因此，我国民间自古就有"家有三年艾，郎中不用来""洗了艾草浴，一年身上好"的说法。

2.艾灸的适应证

世间的病，按阴阳来分，一半属阴，一半属阳，凡畏寒、怕冷、喜热，身上裹着衣服，见冷气就躲，吃生冷就拉，受寒就咳嗽，用手碰着凉水就身体不适，天气即将变化关节就先僵硬，甚至看到别人吃冰糕自己打寒战……都属于寒病，不管是内外妇儿什么病，只要遇寒加重，遇热减轻，都可以艾灸。

另外，灸法还具有一定的保健作用，灸法的渗透力，可使人阳气足、精血充，加强了身体抵抗力和免疫力，使病邪难犯，达到防病保健之功。很多医书都有记载，例如《扁鹊心书》指出："人于无病时，常灸关元、气海、命关、中脘，更服保元丹、保命延寿丹，虽未得长生，亦可保百余年寿矣。"

3.艾灸的禁忌证

☺ 过饥、过饱、过劳、醉酒、大惊、大恐、大怒、大汗、大渴时不宜施灸。

☺ 心脏搏动处、大血管处、睾丸、会阴部、孕妇腹部与腰骶部、妇女月经期，不可施灸。

☺ 高热、抽搐、神昏期、晚期高血压、有出血倾向、活动性肺结核、极度衰竭、部分恶性肿瘤等，不宜施灸。

☺ 关节活动处不宜用化脓灸、瘢痕灸，以免影响关节活动。

☺ 施灸前做到耐心解释，消除患者的恐惧心理，以取得患者的配合，若需化脓灸、瘢痕灸时，需征得患者的同意。

☺ 施灸时要根据患者的病情与体质，选用适合的灸法，做到专心致志，手眼并用，勤问患者的感觉。对有痛觉、温觉障碍者，或感觉迟钝者，医者需细心观察，严格掌握施灸的壮数与时间。

☺ 对初次施灸者，或体弱的患者，艾炷应先小后大，壮数先少后多，逐渐加量，以防发生晕灸。若发生晕灸现象，要立即停止施灸，并采取相应的治疗措施。

☽ 在施灸过程中，对施灸部位周围铺设防护物品，以防艾炷脱落而烧伤皮肤及被褥、衣物。灸疗完毕后，将艾炷彻底熄灭，以防发生火灾。

☽ 施灸时室内温度要适宜，防止患者受风受凉。

☽ 阴虚火旺者需要在医生指导下艾灸。

4. 灸法举例

（1）命门灸：命门是督脉的要穴，为人体生命之本。长期艾灸命门，可以调节督脉和膀胱经的经气，促进腰部血液循环，加快炎症产物的排泄，促进损伤神经的修复。临床常用于椎间盘突出和养生保健。

定位：后正中线上，第 2 腰椎棘突下凹陷中。

功效：补肾调经、理肠固脱。

主治：①腰脊强痛，下肢痿痹。②月经不调、赤白带下、痛经、经闭、不孕等妇科病症。③遗精、阳痿、精冷不育、小便频数等男性肾阳不足病症。④小腹冷痛，腹泻。

灸法操作：手持点燃的艾条直接置于穴位上方灸治或者借助艾灸器具置于穴位上，温补肾阳保健灸治 15 分钟即可。

艾灸时一般进行温和灸，操作时将艾条一端点燃，对准穴位，距离穴位 2 ~ 5cm 进行熏灸，使患者局部有温热舒适感即可。成人一般每穴灸 15 分钟，至皮肤稍呈红晕为度。有些人平时畏寒喜欢艾灸时间长些，往往一不小心灸出疱来，还有些人艾灸某个穴位觉得特别烫，耐受不了，那是因为他局部循环不畅，就像我们输液一样，液体循环不走的时候手上就鼓包了。对于循环不好的人刚开始要慢慢缓攻，慢慢灸，隔日施灸一次，一个月十余次，灸到一定程度的时候，气血温通了，患者烫感就会缓解。另外，施灸时注意避风、避寒。

（2）身柱灸：小儿脏腑娇嫩，功能尚未健全，特别是肺、脾二脏较弱，因此小儿易患感冒、发热、咳嗽、哮喘、腹泻、消化不良诸证。灸身柱就具有良好的防治作用并能提高孩子免疫力，每个宝妈都应该学会。

身柱，身体的支柱之意，位于第3胸椎棘突下凹陷中。适用于脑力不足出现的眩晕，中气不足出现的喘息，大气下陷出现的脱肛，督脉之气升举无力出现的腰背疼痛等症，还常作为小儿强身健体的穴位。

小儿保健灸可用温和灸或雀啄灸，因小儿皮肤娇嫩，艾灸时间建议在 5 ～ 10 分钟。将艾条点燃后在身柱上熏灸，距离穴位处皮肤 2 ～ 3cm，以局部红热舒适为度。由于小儿不能及时准确地反映灼热的程度，因此可将施灸者食、中二指置于穴位两侧，来感知温度的高低，一般开始时隔日灸 1 次，连灸 7 次后每周灸 1 次即可。对于体质较弱、易患感冒的小儿，可配风门（属于足太阳膀胱经，在第二胸椎棘突下旁开 1.5 寸）和肺俞，加强抵抗外邪的能力。

中医一直倡导治未病从娃娃抓起，例如患儿糖糖 2 岁多时，抵抗力低，经常发热，饮食不消化，发育较同龄孩子迟缓，冬季来临前艾灸身柱、天枢各 10 次，翌年春天家长要求继续保健，预防春季疾病，并开心地告诉我们，孩子一冬天没有生病啊，以前风一大，受点寒就要感冒发热，去年真是一个奇迹，虽然个头暂时没有赶上同龄孩子，但是整个身体状态越来越好了。

现在越来越多的人体验到了艾灸的神奇功效，艾灸是先祖们留给我们后代子孙的宝贵遗产，愿我们传承好，利用好。

（十三）煎服中药避免使用铝、铁质煎煮容器

临床常有如此困惑，名医对患者用了"名方"取了"名药"，然不见"名效"，何也？煎药之由耳。

中医界有句俗语，"中医不效，煎煮不到"，煎药应根据药物的气味性质严格掌握煎药容器、加水量、煎药时间、煎药火候，对需要先煎、后下、包煎的中药，应按规定严格操作，这样才会有利于药物有效成分的析出。比如气味淡薄、辛香走窜的草药一般都具有治疗身体上部的病症，针对疾病初期的外感

杂病有着发散的功效，因外感初期需要注意煎煮时间不宜过长，稍稍煎煮即可，久则会使药物发散作用减弱，不利于外邪的发散。而若是使用矿石那样质重沉降的物质，要达到治疗人体下部的疾患和镇静收敛的药效，则需要浓煎和久煎。治疗五脏疾患需要久煎，六腑疾患则应避免煎煮时间过长，这是由五脏为阴宜静、六腑为阳宜动的脏腑属性决定的。所以一个高明的医生需要用心感悟中草药使用中的各项会影响药物性能的因素，包括煎煮器具、煎煮时间、火候、所需水质等。

中草药煎煮一般以砂锅或陶瓷罐最为适宜（不锈钢制品或搪瓷容器也可用），忌用铁器、铝器。因为此类器皿化学性质稳定，在药物水煎过程中不易与器皿发生化学反应，不易干扰药物的合成和分解，从而影响药效。而铁器和铝器在药物煎煮过程中，极易同中草药内所含的鞣质、苷类等成分发生反应，使有效成分沉淀，降低溶解度，甚至改变药物的性能，造成药物的疗效降低或失效，甚至发生副作用，所以忌用铁器、铝器。不锈钢制品或搪瓷容器，这些容器壁较薄，传热快，水分蒸发过快，容易焦煳，并且煎煮后往往所剩药汁过少，易影响药效。所以用砂锅或陶瓷罐最好。

1. 一般煎煮方法

中药的剂型很多，由于大部分剂型技术工艺复杂，所以主要由制药企业制备，传统汤剂多由患者自己煎煮，若煎煮不得方法则会影响疗效与用药安全。

不同的病症、不同的人群对煎药都有特殊的要求，尤其是一些经方对煎药的要求更是严格。在这里主要给大家介绍一下常规情况下的煎药方法，特殊情况下请遵医嘱。

（1）煎药水量：煎药时，头煎加水量应包含饮片吸水量，煎煮过程中的蒸发量及煎煮后所需药量。二煎加水量应减去饮片吸水量。通常只能根据饮片质地的疏密，吸水性能的强弱，及煎煮所需时间的长短来估计加水量。一般可行性的做法是，头煎将饮片适当加压后，液面应高出饮片 1.5 ~ 3cm，二煎、三煎水面没过饮片即可。

（2）煎药前浸泡：煎药前将饮片用冷水适当浸泡，既有利于有效成分的溶出，又可缩短煎煮时间，避免因煎煮时间过长，导致有效成分散失或破坏过多。如饮片不经浸泡直接煎煮，还会因饮片表面的淀粉、蛋白质膨胀，阻塞毛细管道，使水分难以进入饮片内部，饮片的有效成分亦难以向外扩散。一般药物宜冷水浸泡30分钟左右。以种子、果实为主者可适当延长浸泡时间。夏季气温高，适当缩短浸泡时间以免药液变质。

（3）煎药火候：煎药一般宜用武火使药液迅速沸腾，然后改用文火使药液保持沸腾。有效成分不易煎出的矿物类、金石类、介壳类药物及补虚药，一般宜文火久煎1小时左右，使有效成分能充分溶出。解表药、清热药，宜用武火迅速煮沸，改用文火维持沸腾10分钟左右即可。

（4）及时滤汁：将药煎好后趁热滤取药液，防止药液温度降低后有效成分反渗入药渣内。取汁时宜绞榨药渣，充分利用药物有效成分，减少浪费。

（5）煎药次数：中药煎煮时，有效成分会先溶解在进入饮片组织内的水溶液中，然后再通过分子运动扩散到饮片外部的水溶液中。当饮片内外溶液浓度相同时，渗透压平衡，有效成分就不再扩散了。这时，只有将药液滤除，重新加水煎煮，有效成分才会继续溶出。一剂药最好煎煮3次，花叶类为主，或饮片薄而粒小者，至少也应该煎煮2次。将煎好的药液混合后分次服用，急性病则一煎一服。

特别提醒：煎煮过程中视情况可以补加适量开水，并适当搅拌，防止溢锅、煳锅。煳锅的药禁止饮用。

2. 特殊煎煮方法

一般药物可全方同时入煎，但部分药物因饮片理化特性及临床用途不同，需要特殊处理。

☺ 先煎——有效成分不容易煎出的药，与不宜久煎的药同入汤剂时，前者应先煎 30 分钟左右，再纳入后者同煎。如龙骨、牡蛎（粉碎后无须先煎）、磁石、紫石英等。久煎可使其毒性降低的药也必须先煎，如川乌、附子等。

☺ 后下——含挥发性有效成分，久煎易挥发失效的药物；或有效成分不耐久煎，久煎易破坏的药。与一般药物同入煎剂时，宜后下微煎。一般在药熬好前 5 ~ 10 分钟入锅共煮。如紫苏叶、肉桂、荆芥、钩藤等。

☺ 包煎——饮片有毛状刺激物对咽喉有刺激性，或饮片易漂浮于水面不便于煎煮者（如辛夷、旋覆花），或饮片呈粉末状及煎煮后容易使煎液浑浊者（海金沙、蒲黄），以及煎煮后药液黏稠不便于滤取药汁者（车前子），入汤剂时都应当用纱布包裹入煎。

☺ 单煎——人参、西洋参等名贵药材与其他药同用，入煎剂时宜单煎取汁，再与其他药物的煎液兑服，以免煎出的有效成分被其他药物的药渣吸附，造成名贵药材的浪费。

☺ 烊化——阿胶、鹿角胶等胶类药材与其他药同煎，容易粘锅、熬焦，或黏附于其他药渣上，既造成胶类药材的浪费，又影响其他药物的有效成分溶出，因此，宜烊化（将胶类药物放入开水中或已煎好的药液中加热溶化，用黄酒蒸化与药同服效果更佳）而不宜煎。

☺ 冲服——芒硝等入水即化的药，与蜂蜜等液体类药，以及羚羊角粉、熊胆粉等药，不需入煎剂，直接用开水或药汁冲服。

3. 中药服法

（1）服药时间：具体服药时间，应根据胃肠的情况、病情的需要及药物的特性来决定。

驱虫药等治疗肠道疾病的药，需要在肠内保持较高浓度，宜在清晨空腹时服用。峻下逐水药在晨起空腹服用不仅有利于药物迅速入肠发挥作用，且可避免夜间频频如厕影响睡眠。攻下药及其他治疗肠道疾病的药宜饭前服用。对胃有刺激性的药宜饭后服用。消食药宜饭后及时服用，使药物与食物充分接触，以利其充分发挥药效。除消食药外，一般药物不论饭前饭后服用，服药与进食都应该间隔 30 ~ 60 分钟。

有的药物需要在特定时间服用。如截疟药应在疟疾发作前 4 小时、2 小时、1 小时各服药一次。安神药应睡前 0.5 ~ 1 小时服药一次。缓下通便药宜睡前服用，以便翌日清晨排便。急性病则不拘时服用。

（2）服药多少：一般疾病是每日一剂，每剂分 2 ~ 3 次服用。病情危重者，可每隔 4 小时左右服药一次，昼夜不停，以利于顿挫病势。

呕吐患者服药宜少量频服。服用药力较强的发汗药、泻下药时，服药应适可而止，一般以得汗或得下为度，不必尽剂，以免因汗、下太过，损伤正气。

（3）服药冷热：汤药多宜温服。治疗热病用寒凉药，患者欲冷饮者可凉服。治疗真寒假热证也有热药凉服者。

以上说明为常规情况，特殊情况须遵医嘱。

4. 代煎药服用说明

代煎药目前有机器煎药和手工砂锅煎药，煎好后封袋，一次一袋，服用方便。

（1）储存方法：室温 ≥ 25℃时建议放冰箱冷藏，一般可保存 20 天左右；室温 < 25℃（恒温温度）时可放阴凉通风处，一般可保存 10 天。中药宜恒温储存，变温储存会减短其保质期。

（2）服用方法：将药袋放在开水中烫热即可（药袋耐 120℃高温），一日三次，一次一袋。小孩酌减。

5. 注意事项

☙ 中药饮片煎煮前不宜水洗。

☙ 服药期间忌食辛辣、生冷、肥甘厚味、烟酒茶以及绿豆等影响药效之品。

☙ 若服用过程中出现恶心、呕吐，建议少量频服或加生姜汁数滴。

☙ 在服药期间如需服用其他药物时，请先询问医生，遵医嘱服药。

☙ 患者在服药期间感冒时应该咨询医生是否暂停服药。

☺ 服药期间如有不适反应，须及时与医生联系。

☺ 代煎药袋内产生沉淀不影响药物品质（温度降低，溶解度减小），摇匀后口服即可。

☺ 药袋膨胀或与同一剂药液口味明显变化时，请停止服用，此为药液变质。

☺ 服药期间作息时间宜规律，避免熬夜以利于身体康复。

二、健康生活方式与行为

（十四）保持心态平和，适应社会状态，积极乐观地生活与工作

人有七情，喜、怒、忧、思、悲、恐、惊，那么，心态平和到底指的是什么呢？就是保持七情的平和。人们熟知怒伤肝，殊不知过喜、过于害怕，以及思虑过度都会对人体产生负面的影响，对人体的健康造成伤害。

据统计，情绪致病约占临床疾病的70%，包括常见的心血管疾病、脑血管疾病、消化道溃疡、肿瘤等。社会研究表明，在情绪平稳、心境平和的状态下，40%的疾病是可以自愈的。例如许多胃溃疡患者，总认为自己得了胃癌，心理压力巨大，精神高度紧张，并且有抑郁和焦虑症状。我们制订的治疗方案除了常规的中医药治疗，也加上了心理疗法，并建议多参加一些积极向上的户外集体活动。在内外共同调理之下，使患者的精神紧张缓解，心理压力释放，故气机畅达，各种生理功能也就得到了恢复和调整，胃的不适症状一扫而光。

如何才能够做到调节心情，让心态平和，情志调达呢？可以尝试一下这几个方法。

1. 自我调整

我们虽然不能左右天气，但是可以调整我们的心情。当我们遇到危机时，要看到危机带给我们的转机；遇到压力时，要看到压力带给我们的动力；遇到挫折时，要看到挫折带给我们的成长。不管遇到什么事情，我们都可以调整我们的心态，以积极的心态面对。有专家研究，一个乐观系数高的人，在处理问题时，会比一般人多出20%的机会得到满意的结果。乐观的态度不仅会平息

由环境压力而带来的焦躁情绪，也能使问题导向积极正面的结果。

2. 提升能力

压力和郁闷的来源是自身对事物的不熟悉、不确定感，或是对于目标的达成感到力不从心，或是担心自己被淘汰。那么，缓解压力和减少不安的最根本有效的方法，便是去了解、掌握状况，并且设法提升自身的能力。通过各种途径，提升自己的能力和竞争力，一旦能力提高了，你的自信心自然会增强，成就感自然会增加，你的快乐与阳光指数自然会上升。

3. 理性反思

理性反思就是积极进行自我对话和反省。出现问题，懂得反思自己，是什么原因导致了如今的结果。在不断的自我追问中，我们会找到问题的真正症结所在。但是切记不要把错误都归结到自己身上，加大自己的压力和罪恶感。

同时，养成记心情日记也是一种简单有效的理性反思方法。它可以帮助你确定是什么刺激引起了压力和心情不好，通过记日记，你可以发现你是怎么应对压力的，结果怎么样，又该如何应对外界环境对自己的影响，如何塑造自己阳光的心情。

4. 保持健康

保持健康的身体是我们拥有阳光心态的基础。学会放松肌肉、深呼吸、加强锻炼、充足完整的睡眠、保持健康和营养等，这些都应该纳入我们平时工作与生活的计划之中。保持健康，增加精力和耐力，可以帮助抵抗压力与消极情绪的侵袭。

（十五）起居有常，顺应自然界晨昏昼夜和春夏秋冬的变化规律，并持之以恒

起居有常是指作息和日常生活的各个方面有一定的规律并合乎自然界和人体的生理常度，这是保持健康、延年益寿的重要原则。

古代养生家认为，人们的寿命长短与起居作息是否规律有着密切的关系。

人们的作息规律应与自然规律保持一致，日出而作，日落而息。《素问·上古天真论》说："食饮有节，起居有常，不妄作劳，故能形与神俱，而尽终其天年，度百岁乃去。"可见，自古以来，我国人民就非常重视合理的作息规律。

《黄帝内经素问集注》说："起居有常，养其神也，烦劳则张，精绝，不妄作劳，养其精也。夫神气去，形独居，人乃死。能调养其神气，故能与形俱存，而尽终其天年。"这说明起居有常可调养神气。精、气、神是人体三宝，是生命的重要组成部分。起居有常，合理作息，则能保养神气，使人精力充沛，活力旺盛，面色红润有光泽，目光有神，精神饱满。反之，若起居无常，不能合乎自然规律和人体常度来安排作息，时间长了就会出现精神萎靡不振，没有活力，肤色晦暗，目光无神。

随着科学技术的进步，人们生活水平的提高，大家娱乐休闲的方式越来越多，如电视、电脑、手机等电子产品的出现，使得现代人的夜生活愈来愈丰富，睡觉时间愈来愈晚。《素问·上古天真论》告诫人们，如果"起居无节"，便将"半百而衰也"。也就是说，在日常生活中，若起居作息毫无规律，恣意妄行，逆于生乐，以酒为浆，以妄为常，就会引起早衰以致损伤寿命。现在很多疾病的发病率逐年增高，而且得病的不再只是老年人，很多疾病的发病人群都年轻化；即使相对健康的人也会有各种亚健康症状，甚至出现"过劳死"，这些都跟作息不规律有关。有些人总觉得熬夜不算什么，白天补过来就行了，岂不知有些东西是补不回来的。每个脏腑都有它工作和休息的节律性，在该休息的时候你调动它工作，那它就得不到休息了，时间久了，肯定会累坏！

人生活在自然界中，与之息息相关。有规律的周期性变化是宇宙间的普遍现象，从天体运行到人体生命活动，都有内在规律或节律，人作为大自然的一员也不例外。现代医学已证实，人的生命活动都遵循着一定周期或节律而展开。例如，平旦（凌晨，3～5点）之时阳气始生，到日中（中午，11～13点）之时，则阳气最盛，傍晚时分则阳气逐渐虚弱而阴气逐渐旺盛，深夜之时则阴气最为隆盛。人们应在白天从事日常活动，而到夜晚的时候，就要开始睡觉。人们的起卧休息只有与自然界阴阳消长的变化规律相适应，才能有益于健康。

(十六)四季起居要点：春季、夏季宜晚睡早起，秋季宜早睡早起，冬季宜早睡晚起

中医养生学认为在大自然中，一年四季春暖、夏热、秋凉、冬寒，万物呈现春生、夏长、秋收、冬藏的现象。人体也应该顺应自然规律。春季、夏季晚睡早起，顺应自然界春生、夏长的特点，有利于机体内阳气的生长；秋季早睡早起，才能顺应秋季"收"的特点，早睡以利于阴精的收藏，早起以顺应阳气的舒张。冬季早睡晚起，则是顺应了冬藏的特点，有利于阴精的滋养和储藏。顺应了四季养生的特点：春夏养阳，秋冬养阴。

春季万物复苏，昼长夜短，太阳升起时间比冬季早。晚睡早起顺应日出节奏，与大自然一起迎接阳光普照，吸收阳气，以助体内阳气生发。阳气是生命之本，是人体物质代谢和生理功能的原动力，决定着人的生长、发育、衰老、死亡。阳气旺则身体健。阳气虚会导致人体生理活动减弱和衰退，身体御寒能力下降。此外阳气还有卫外和固密的作用，阳气旺且卫外固密好的人，冬天不怕冷夏天不怕热。

关于夏季的睡眠要求，《素问·四气调神大论》有"夜卧早起，无厌于日"的阐述，在昼长夜短的夏季，人们应该顺应自然界的规律，适当地晚睡、早起，"晚睡"并不是提倡大家在夏季熬夜，而是建议顺应夏季的昼夜变化特点按时作息。一般来说，晚上11点以前入睡即可，而天一亮很多人自然会醒，只要起床后体力充沛，自我感觉不疲劳，那就是睡了个好觉，哪怕睡得少些也无妨；如果白天感觉疲惫的话，可以睡个午觉，有助于补充体力、提高下午的工作效率。午睡建议在30分钟以内为宜，睡得久反而影响晚上的睡眠质量。

由于秋季气候由炎热转为凉爽，人体阳气也随之进入收敛内养状态，因此作息应早睡早起，早睡顺应阴经的收藏，早起可振奋阳气来缓冲秋天的克伐，

可以去郊游，参与户外活动，但要避免活动量过大，伤津耗气，损伤阴液。秋季开始天地万物进入阴长阳消期，人们从秋季开始养阴，特别是阴虚之人，在秋季养阴可以得到事半功倍的效果。

冬季天寒地冻，草木凋零，动植物多以冬眠状态以养精蓄锐，为翌年生长做准备。人体也应该顺应自然界的特点而适当地减少活动，以免扰动阳气，损耗阴精。所以传统养生学提出人们在冬季早睡晚起，有利于阳气的潜藏和阴精的积蓄，对健康有益。

现代医学研究也证实，冬季早睡晚起可避免低温和冷空气对人体的侵袭而引发呼吸系统疾病，同时也可以避免因严寒刺激诱发的心血管疾病和脑血管疾病。充足的睡眠还有利于人体的体力恢复和免疫功能的增强，有益于预防疾病。

（十七）饮食要注意谷类、蔬菜、水果、禽肉等营养要素的均衡搭配，不要偏食偏嗜

在中国流传着许多与饮食有关的俗语，"民以食为天""开门七件事，柴米油盐酱醋茶"等，另外，《孟子》曰"食色，性也"。历史追溯到原始社会时期，我们的祖先为了生存下来，必须要先填饱肚子，生存的过程中，面对残酷的自然环境，各种疾病问题也随之出现，我们的祖先基于对抗自然环境、抗御及防治疾病的需要，开始研究如何解决问题，适应自然，于是有了《黄帝内经》《难经》《伤寒杂病论》《神农本草经》等中医经典著作的问世，在历史的发展过程中，中医养生与中国饮食慢慢开始互相融合，后来就出现了"药食同源"说，正如《淮南子·修务训》称"神农……尝百草之滋味，水泉之甘苦，令民知所辟就。当此之时，一日而遇七十毒"。中华文明悠悠五千年，中国饮食文化与医疗保健有密切的联系，中医养生和中国饮食文化是智慧的中国人民在长期的生产及生活实践中不断沉淀、完善、丰富而发展起来的，它是中华民族传统文化的重要组成部分。

为了自己健康的体魄，特别提醒大家要饮食均衡，注意营养搭配，那么到底怎样才是饮食均衡呢？

1. 主食与副食搭配

主食主要是我们每日三餐吃的米、面等，除此以外的蔬菜、奶、蛋、水果等食物都可以称为副食。主食为我们日常生活提供碳水化合物等热量供给，而我们身体所需的维生素、矿物质、微量元素等则由副食提供，所以健康的饮食首先应该保证主食与副食搭配食用。

2. 粗粮与细粮搭配

我们平时说的玉米、糙米、薯类、小米、黑米、豆类等为粗粮，而细粮则是我们平时常吃的大米和白面。从消化吸收来说，细粮要优于粗粮，但粗粮中的某些营养成分，细粮中不具备，因为粮食在加工的过程中，加工得越精细，营养素损失会越多。但是很多人一味地追求粗粮营养，而忽视细粮的摄入是不科学的，健康的膳食应该将粗粮与细粮搭配食用，不仅能做到营养互补，也助于提高食物的营养价值。

3. 荤菜与素菜搭配

我们把用鸡鸭鱼肉等做的菜称为荤菜，把用蔬菜、瓜果等做的菜（指不掺有肉类的）称为素菜。研究显示荤菜中含蛋白质、脂肪、磷脂、钙较多，有的还含素食中缺少的维生素 A、维生素 D，素菜则为人体提供大量维生素及丰富的纤维素。因此，荤素搭配才能使人体所需要的营养更加全面合理，并能防止单一饮食带来的身体危害。

（十八）饮食宜细嚼慢咽，勿暴饮暴食，用餐时应专心，并保持心情愉快

日常生活中，由于工作压力、劳累、忙碌，使得我们很少能按时吃饭，或者因为减肥节食，过度饥饿的结果往往就是狼吞虎咽、暴饮暴食，还有一大部分人确实可以做到按时吃饭，不暴饮暴食，但是在进食的过程中边吃饭边工作，边吃饭边玩手机、看电视，一顿饭能吃一小时，刚吃的时候是热饭，到放凉了还没吃进去几口，吃饭极其不专心，或者在一种闷闷不乐的情绪下用餐，边吃饭边跟爱人或孩子拌着嘴，对方吃得心情不舒畅，自己也吃进去一肚子气。

不良的饮食习惯会出现胃脘部的不适，如胃胀、胃痛、泛酸、胃灼热等，甚至发展成胃炎，因此对于胃病的预防及调养也得从改善不良饮食习惯入手，胃病"三分治七分养，十分防"，吃出来的慢性胃病，还得靠科学地吃来防治。俗话说"细嚼烂咽，长寿不难""细嚼烂咽，脾胃强健""细嚼慢咽，百吃不伤"，咀嚼不精细及狼吞虎咽，会导致粗糙的食物直接磨损胃黏膜，并且难消化，加重胃负担，使胃动力下降，对于胃黏膜有炎症的病灶、溃疡还会造成损害，加重病情。吃饭要细嚼慢咽，使食物与消化液充分混合，还能让使食物在口腔内的机械加工与部分化学加工充分进行，有利于消化吸收。

同时勿暴饮暴食。民间有句俗语"大饥而食宜软，大渴而饮宜温"，《素问·经脉别论》中说"生病起于过用"，告诉我们饮食过硬、过凉、过量会导致疾病。每逢春节或其他节日后，消化科门诊患者都会增多，而大部分患者都是暴饮暴食后引起腹泻、呕吐、胃胀等不适症状。暴饮暴食会增加消化系统的负担，这是一种不良的生活习惯，应及时改正。

专心用餐并保持良好的心态也是我们需要培养的良好饮食习惯。在门诊经常能遇到许多在工作压力大、生活不顺心的时候就犯胃病的患者，这是因为人长时间处于心理负担过大的情况下，经常会把不良情绪带到用餐的过程中，对胃会产生很大影响，情绪失调导致自主神经功能失调、胃液分泌失调、胃黏膜血液供应减少等，即为"愁出来的病"。在 20 世纪 60 年代，曾有位医生给患者做完胃部手术，术后在患者胃里插了一根漏管，然后定期把胃镜放进患者的胃里观察，后来发现患者胃黏膜有血液供应与情绪有很大的关系。患者在感到愤怒的时候，胃黏膜就会充血；而患者抑郁时，胃黏膜表现为缺血，这些变化是通过肉眼就能看到的。这也是最早发现的胃溃疡与情绪有关的研究。情绪影响了胃黏膜的功能状态，削弱了胃黏膜的保护功能。在中医中，认为是木克土，也叫肝脾不和，是七情致病之一。

从 20 世纪 60～80 年代，研究人员不断发现，一些生活中的压力事件会对人的胃部造成刺激。加拿大研究人员发现，伞兵训练季节结束后，得胃溃疡的风险比平时高出 4 倍，这说明了紧张、压力和焦虑对胃病的发生有一定的影响。

民以食为天，我们得把吃饭当做是人生的一件大事，要重视。在餐桌上，在吃饭时间，应该停止工作，忘掉烦恼，专心地吃饭，饭后再解决其他的问题。

（十九）早餐要好，午餐要饱，晚餐要少

民间谚语说："早饭要吃饱，午餐营养高，晚餐清淡稀，益寿如获宝。"还说："早吃好，午食饱，晚食少，身体好。"可现实中，我们大多数人却是"早餐马虎，午餐凑合，晚餐吃到全家福"，这样的饮食习惯是很不好的。按照科学的分配，一日三餐应该是早饭、晚饭各占全天热量的 30%，午饭占 40%。早餐是一天的开始，上午是脑力劳动及体力劳动的重要消耗阶段，马马虎虎地吃早餐，或者不吃，大多数人上午会出现头晕、瞌睡、乏力、注意力不集中等现象。另外，不吃早餐，也是诱发胆囊炎、胆结石、胃溃疡的重要病因。而晚饭吃得过饱，比不吃早饭对健康的影响更大，夜晚脾胃开始进入休息阶段，进食过多的食物，肥甘厚味不仅难消化，还会引起高脂血症，并对胆囊造成极大的负担，另外长期晚餐过多是引起肥胖的重要因素。因此，早餐要好，午餐要饱，晚餐要少，这样才对胃肠道功能有利，不会使人感到饱胀难受，并且对睡眠有益，能提高睡眠质量，使人体的摄入与消耗平衡，机体各大系统协调，正常运转，延年益寿。

（二十）饭前洗手，饭后漱口

饭前洗手、饭后漱口的良好习惯目前在我国幼儿园教育时期就开始普及。饭后漱口，饭前洗手，是保持口腔清洁及保持饮食卫生的好方法，漱口能除去食物残渣和部分软垢，并可减少口腔的微生物数量，对保持口腔清洁、预防口腔疾病大有益处。因此，该怎样教孩子正确地洗手和漱口是我们需要了解的。

值得注意的是，孩子年纪小，抗菌能力弱，刚漱口时容易喝进生水，因此漱口宜用温开水或纯净水。

"病从口入"，不少病都是经过手而入口的。人们日常生活和工作，都需要用手处理，因此各种各样的致病菌也都沾染在了手上，尤其是小孩子，那么该怎么正确地做到饭前洗手呢？

下面是七步洗手法，简称"内外夹弓大立腕"：

第一步（内）：洗手掌，流水湿润双手，涂抹洗手液（或肥皂），掌心相对，手指并拢相互揉搓。

第二步（外）：洗背侧指缝，手心对手背沿指缝相互揉搓，双手交换进行。

第三步（夹）：洗掌侧指缝，掌心相对，双手交叉沿指缝相互揉搓。

第四步（弓）：洗指背，弯曲各手指关节，半握拳把指背放在另一手掌心旋转揉搓，双手交换进行。

第五步（大）：洗拇指，一手握另一手大拇指旋转揉搓，双手交换进行。

第六步（立）：洗指尖，弯曲各手指关节，把指尖合拢在另一手掌心旋转揉搓，双手交换进行。

第七步（腕）：洗手腕、手臂，揉搓手腕、手臂，双手交换进行。

除此之外，还有至少以下十种情况要洗手：

◐ 佩戴隐形眼镜前。

◐ 如果家里有婴幼儿，在抱孩子以及喂孩子食物前和处理婴儿粪便后。

◐ 户外运动、玩耍后。

◐ 去超市或商场购物后。

◐ 在人多车多的地方，与陌生人有肢体接触后。

◐ 接触过公共物品，如电梯扶手、按钮、公共电话后。

◐ 接触过宠物后。

☺ 摸过钱币后。

☺ 打喷嚏用手捂住口鼻后。

☺ 吃药、往伤口上涂抹药物前。

（二十一）妇女有月经期、妊娠期、哺乳期和更年期等生理周期，养生保健各有特点

1. 月经期

（1）月经期生理特点：月经的到来，标志着女性生殖器官的成熟，具备孕育生命的能力。《素问·上古天真论》曰："二七而天癸至，任脉通，太冲脉盛，月事以时下，故有子。"说的就是女子在14岁左右各项生理功能趋于成熟，月经来潮，可以孕育生命。所以月经的正常与否对女性生养后代至关重要。月经的正常与否跟周期、行经天数、颜色、月经量、有无血块、有无痛经等因素有关。而正常情况下月经周期一般为 28 ~ 30 天，经行天数 3 ~ 7 天，月经量 30 ~ 50ml，颜色鲜红，无血块，无痛经。

常见的月经病有以下几种：月经先期、月经后期、月经过少、月经过多、月经先后无定期、经期延长、经间期出血、崩漏、闭经、痛经。连续两个周期提前 7 天及以上者，称为月经先期；连续两个周期推迟 7 天及以上者，甚至 3 ~ 5 个月一行，称为月经后期；周期基本正常，月经量较正常减少，或行经时间不足 2 天，甚至点滴及净者，少于 20ml 者，称为月经过少；月经量较正常明显增多，而周期基本正常者，超过 80ml 者，称为月经过多；月经周期时而提前、时而推迟 7 天以上，连续 3 个周期以上者，称为月经先后无定期；月经周期基本正常，行经时间超过 7 天以上，甚或淋漓半月方净者，称为经期延长；两次月经中间，出现周期性的少量阴道出血者，称为经间期出血；月经的周期、经期、经量发生严重失常的病症，是指经血不按正常时间来潮，并且暴下不止或淋漓不尽者，称为崩漏；女子年逾 16 周岁，月经尚未来潮，或月经周期已建立后又中断 6 个月以上或月经停闭超过了 3 个月经周期者，称为闭经。前者称原发性闭经，后者称继发性闭经；行经前后或月经期出现下腹部疼痛、坠胀、伴有腰酸或其他不适，称为痛经。月经每两个月正常来潮一次，称为并月；每三个月正常来潮一次，称为居经或季经；一年正常来潮一次称为避年；也有的人不来月经也能正常怀孕生育，称为暗经。[9]以上四种情况是特殊的生理现象，不属病理。现代女性月经问题越来越多，而且越来越趋于年轻化。这跟社会竞争的日益激烈，人们的工作压力、不良的生活和饮食习惯、环境污染、食品安全问题等因素有关，这些或多或少都会给女性的月经带来不良的影响。

（2）月经期禁忌：

☪ 忌食生冷、辛辣、刺激之物，少食肥肉、动物油。

月经期间吃生冷食物易导致寒邪侵犯人体，血遇寒则凝，造成寒凝血瘀，故月经有血块、痛经、经期延长、月经过少等疾病。过食辛辣食物易助湿生热，热迫血妄行，易导致月经量多、经期延长等疾病。

☪ 忌过多接触凉水及冷水洗头，洗头一定要用热水并把头发吹干，避风寒。一是因为寒邪易侵犯人体，月经期抵抗力差，易患感冒、头痛等疾病；二是寒邪进入胞宫，造成痛经、闭经、月经过少等疾病。

☪ 忌药补及饮食过于单一。药物有寒热温凉的偏性，人体有阳虚质、阴虚质等9种体质，每种体质各有自身特点，如阴虚质的人不能吃辛温燥烈的食品，如葱、姜、蒜、花椒等，否则易生内热，引起上火症状。滋补类食物易阻碍脾胃的运化，影响气血的运行，造成月经过少、色暗、月经后期、经期延长等疾病。饮食过于单一，气血营养不足，有引起月经过少及闭经的可能。

☪ 忌剧烈运动，如快跑、跳高、跳远、打篮球、踢球等。剧烈运动时出血量增多，身体得不到及时休息，加上出汗太多，易耗伤气血。

☪ 忌游泳、洗盆浴。细菌易直接通过不洁水质进入阴道，造成感染，易引起阴道炎等疾病。

☪ 忌性生活。女性经期抵抗力下降，进行性生活更易引起妇科疾病。

☺ 忌染发。经期抵抗力下降，染发剂中的有害成分更容易侵犯人体，而且频繁染发易引发毛囊炎、脱发、头皮瘙痒等。

☺ 忌拔牙。经期拔牙易造成出血量过多，且抵抗力低易造成感染。

☺ 忌穿紧身衣裤。长时间穿着紧身衣会导致血液流通不畅，影响血液运行，导致阴部潮湿滋生细菌，引发妇科炎症。

☺ 忌长途旅行。女性经期更需讲卫生，勤换卫生巾，长途旅行时因条件限制，不能及时更换，易滋生细菌，引发妇科炎症。

（3）月经期饮食方法

☺ 经期适当吃偏温热食物和甜食。如姜糖膏、红薯等。

☺ 多吃应季新鲜蔬菜和水果，适量摄入高纤维、高蛋白食物。如豆制品、奶、蛋、鱼、肉、时蔬等。

☺ 饮食注意荤素合理搭配，营养均衡。

☺ 运动适量，可做舒缓有氧运动，如太极拳、八段锦、散步等。

☺ 注意经期卫生，洗淋浴，勤更换卫生巾、内衣等，着衣宜宽松舒适、注意保暖。

2. 妊娠期

（1）妊娠期生理特点：妊娠是胚胎及胎儿在母体内发育成长的过程，妊娠期一般是40周。妊娠的整个过程有早期、中期和晚期之分。妊娠期是孕育新生命的时期，对于准妈妈来说，没有什么比生育一个健康的宝宝更重要了，此时妊娠期女性的任何行为都有可能会影响到胎儿正常的生长发育。

（2）妊娠期禁忌：

☺ 忌剧烈活动。剧烈活动时宫体晃动易引起流产、早产。

☺ 忌食山楂等具有活血化瘀功效的食物或药物及过于寒凉之物。孕妇食山楂易引起流产，服用抗生素易引发胎儿畸形。吃过于寒凉食物，易至寒邪直接进入母体，影响胎儿的生长发育。

☺ 忌食高脂肪、高热量、油炸、过咸、辛辣食物。易引发妊娠高血压、水肿等。孕期吃辣椒过多，孩子出生后易引发皮疹、红眼病、眼部分泌物增多且黏稠。

☺ 忌情绪急躁易怒、过于激动。

☺ 忌穿紧身衣裤和高跟鞋。

☺ 忌长时间看电视、玩手机、玩电脑和打电话以及接触其他有辐射的电器。

☺ 忌喝酒、吸烟、染发烫发。酒具有活血、化瘀、行气的功效，易引起流产；烟草和染发烫发剂中的有害成分能通过母体进入到胎儿体内，易导致胎儿畸形。

☺ 怀孕初三个月（孕早期）禁止频繁性生活及接触放射性、有毒的化学物质。

☺ 预防感冒。感冒容易导致呼吸道感染，特别是流行性感冒，病毒易使胚胎或胎儿发生畸形，甚至引起流产。

☺ 孕早期禁止做 X 射线照射，否则易引发胎儿畸形。

☺ 不喷香水，香水容易刺激孕妇的呼吸道，引起过敏反应。

（3）妊娠期养生保健方法：

☺ 运动适量，强度和频率宜缓不宜快，以散步为佳。

☺ 饮食宜清淡，荤素搭配合理，营养均衡。如菠菜、海带、鱼、虾、奶、蛋等。

☺ 养成良好的饮食习惯，不要暴饮暴食，特别是妊娠前三个月，胎儿吸收的营养很少，如果此时孕妇饮食过于丰盛，体重增长太快，会给自己孕后期的日常生活带来不便。

☺ 保持轻松愉悦的心情。《灵枢·邪气脏腑病形》谓："愁忧恐惧则伤心。"心情宁静则胎元安静，所以孕妇应尽量保持心情宁静，才能使胎元稳固。

☺ 尽量晚上 10 点进入睡眠状态，孕妇熬夜易导致自己睡眠不足，会增加孩子出生后偏轻和出现其他并发症的风险等。

☺ 家族成员，特别是丈夫在这个阶段要做好妻子的守护神，多关心她，主动分担一些家务，给予妻子生活和精神上的理解和支持。孕早期不宜行房事，以免引起流产。

☺ 不接触有害物质，如放射线、汞等。

☺ 孕晚期，孕妇可适当增加活动量，如多散步，有利于胎儿顺产。还可经常用热毛巾敷乳房及乳头，因为在以后的哺乳过程中乳头皮肤娇嫩，婴儿用力吸乳汁时容易造成乳头皮肤皲裂，孕晚期热敷可有效避免这种情况发生，从而减轻哺乳期妈妈的痛苦。孕晚期还应适当增加蛋白质和钙质的摄入，以给不断增长的胎儿提供充足的营养。

☺ 避免感染、生病。平时注意卫生，避免接触患病的人群，防止传染。

☺ 适当多喝水，吃应季水果。补充维生素，保持大便通畅。

3. 哺乳期

（1）哺乳期生理特点：哺乳期的女性因为生育而严重的耗伤了气血，不管是顺产还是剖宫产。当然，剖宫产对人体的耗伤相对更大，所以首先要补益气血。脾胃是后天之本，气血生化之源，只有养好脾胃，才能吸收更多的营养供人体所需，从而补养元气。哺乳期母亲最重要的任务是分泌足够的乳汁以喂哺婴儿，如果乳母营养不足，一是影响乳母的健康，二是乳汁分泌量减少、乳汁质量不佳，影响婴儿的健康成长，所以哺乳期母亲的营养状况非常重要。

（2）哺乳期禁忌

☺ 忌生气。一方面生气伤肝，肝气郁结，会导致乳络不通，引起积奶，积奶严重时出现化脓发热、疼痛，而且易引发乳腺炎；另一方面乳汁为气血所化，肝气郁结，气血运行不畅，导致乳汁分泌量明显减少，影响正常喂哺。

☺ 忌食用含抑制乳汁分泌的食物，如炒麦芽。(《中药学》中记载炒麦芽有回乳功效。)

☺ 忌食过咸、过甜、油炸及刺激性食物，如腌制品、巧克力、辛辣之物（如韭菜、葱、姜、大蒜等，因辛辣之物易行散，耗伤气血，乳汁由气血所化，故食辛辣之物乳汁减少。特别是初产妇，体质虚弱，更要避免吃辛辣之物，以免过多耗伤气血，影响乳汁的分泌），否则会影响乳母及婴儿的身体健康。

☺ 慎用药物。对于乳母而言，药物的化学成分会影响乳汁的分泌和质量；对婴儿而言，药物的化学成分会通过乳汁进入其体内，对婴儿的身体健康造成不必要的影响。如果必须用药，请在专业医师指导下用药。

☺ 忌食冰镇水果、饮料等寒凉的食物。以免寒凉之气直接侵入乳母体内，另外，婴儿吃了偏寒凉的母乳也容易引起腹泻。

☺ 忌从事劳动强度过大的工作。

（3）哺乳期养生保健方法：

☺ 尽量多休息，不要熬夜，特别是产褥期间（月子期），这样才能使身体更好更快地恢复。

☺ 保持良好的情绪和心态，听听音乐，多和家人沟通交流，妈妈情绪急躁易怒，不仅会影响自身健康，还会抑制乳汁的分泌，往往也会造成孩子缺乏安全感。

☺ 补充营养。产后身体虚弱，可通过优质蛋白含量高的食物来补充调养身体，多吃养生汤、养生粥，如鲫鱼豆腐汤、羊肉胡萝卜汤、排骨汤、猪蹄黄豆汤等。母亲自身功能不仅能得到调养，也能更好更多地为孩子提供乳汁。

☺ 适量运动利于产后恢复。久卧伤气，久坐伤肉，经常躺着或者坐着不动，不利于气血运行，容易引起痰湿聚集，造成肥胖！

☺ 催乳。除了大多数人都知道了多喝鱼汤、猪蹄汤之外，还有一些有助于催乳的中药材，如王不留行、穿山甲、路路通等。

☺ 回乳方。炒麦芽120g，或生麦芽、炒麦芽各60g，煮水喝，连喝3天。

☺ 丈夫在此期间一定要多关心自己的妻子，在生活和精神上给予充分的理解和支持。很多产褥期妇女由于睡眠不佳、营养补充不全面，容易导致气血亏虚。气血亏虚会导致心肝失养、阴虚动火而出现心烦急躁易怒、情志抑郁等。这些都是因为身体气血失和导致的心理问题。

4. 更年期

（1）更年期生理特点：女性更年期一般在 50 岁以后开始，可持续 5 ~ 10 年，甚至更长的时间。但是现在很多女性 45 岁左右就出现了一系列的更年期症状，特别是城市女性，由于生活、工作压力大，加上其他的一些因素，导致提前进入这个阶段。那么女性更年期都有哪些症状呢？如失眠多梦、无故生气、烦躁、全身出汗、自觉发热、绝经前期月经紊乱、雌激素水平下降、新陈代谢缓慢导致腰腹部肥胖等，这些症状统称为更年期综合征。

（2）更年期禁忌：

☾ 忌生气。生气伤肝，肝气郁结，气血不畅，易引发乳房胀痛、乳腺增生。

☾ 忌进行运动强度过大的活动，以微微出汗为宜，汗为心之液，出汗过多，容易导致心慌、胸闷、乏力等心气虚表现，尤其是冬季不宜出汗。

☾ 不吸烟、不喝酒、不熬夜，否则会出现更年期燥热症状。

☾ 尽量不要长时间独处。

☾ 少食辛辣、油腻、刺激性食物，以免助生内热，导致脾胃消化功能不佳，引起上火症状。

☾ 睡前不喝茶、咖啡，以免影响睡眠。

☾ 睡前不看惊悚、恐怖影视剧和书籍、图片等。

（3）更年期养生保健方法：

☾ 保持良好的心情、积极向上的生活态度非常重要。

☾ 养成健康的生活习惯，如春季、夏季晚睡早起，秋季早睡早起，冬季早睡晚起，生活规律。

☾ 形成良好的饮食习惯，一日三餐按时吃饭，早餐吃好，中午吃饱，晚上吃少；早餐一定要吃的营养；不挑食，少食油腻、辛辣之物；多吃新鲜应季的蔬菜和水果。

◑ 多听音乐少生气，家人要多鼓励少批评。

◑ 多动少坐，适量运动。可以进行如跳舞、练瑜伽、散步、骑自行车、练太极拳等有氧运动。尽量选择自己最舒适的方式。

◑ 家人要多理解、支持和包容。

（二十二）不抽烟，慎饮酒，可减少相关疾病的发生

抽烟是一种不健康的生活方式，饮酒过量也会对健康不利。珍爱生命，追求健康，树立"治未病"理念，传播养生文化，你我共同努力。

1. 抽烟（吸烟）

（1）吸烟可增加心肺疾病和患癌的风险：研究表明吸烟可增加肺癌、食管癌、胃癌、肝癌、呼吸道疾病、慢性阻塞性肺疾病、缺血性心脏病和脑卒中等死亡风险，其中对肺的危害最大。长期吸烟者中约有50%死于因吸烟导致的心脏病、肺病及癌症等。[10]

（2）吸烟对生育的影响：吸烟影响男性和女性的生育功能，导致不孕不育。女性吸烟可以导致月经不调、宫外孕（异位妊娠）、雌激素低下，骨质疏松以及更年期提前；孕妇吸烟可导致流产、死胎、早产、婴儿出生低体重、先天畸形，亦可增加胎儿出生前后的死亡率和先天性心脏病的发生率。

（3）吸烟对智力的影响：有研究表明，吸烟者的智力效能比不吸烟者的智力效能降低10.6%，也就是说吸烟能让人变笨，尤其是对青少年和儿童的智力影响较大。

（4）被动吸烟对冠心病的危害：被动吸烟是指不吸烟者每周平均有1天以上吸入烟草烟雾 > 13分钟。被动吸入的烟草烟雾又称为"二手烟"或"环境烟草烟雾"，是目前危害最广泛、最严重的室内空气污染之一，明显增加人群的病死率。有流行病学研究显示，被动吸烟在25年内可使冠心病风险增加

25%～30%。^[11]

（5）被动吸烟对青少年和儿童的危害：被动吸烟对青少年和儿童的危害尤其严重。研究表明，烟中的有害成分会导致青少年和儿童的大脑功能发生变化，影响其认知和行为能力。并且影响其生长发育。

（6）被动吸烟对孕妇和育龄女性的危害：大量流行病学调查表明，丈夫吸烟的妻子肺癌患病率为丈夫不吸烟的1.6～3.4倍。孕妇被动吸烟可影响胎儿的正常生长发育。有学者分析了5 000多名孕妇后发现，当丈夫每天吸烟10支以上时，其胎儿产前死亡率增加65%；吸烟越多，死亡率越高。^[12]

为了自己的健康也为了他人和子孙后代的健康，请不要吸烟。社会还需要多做一些有关吸烟危害健康的宣传教育，让人自己做到自律也要主动对他人的吸烟行为进行积极的监督和劝导，共同营造一个和谐健康美好的生活工作环境。

1. 饮酒

（1）饮酒要适度：根据中国居民膳食指南的建议，将每日乙醇（酒精）摄入量＞25g的男性和＞15g的女性称为过量饮酒者，男性酒精摄入量≤25g、女性≤15g称为适量饮酒者。适量饮酒，能促进气血运行，加快新陈代谢，像东北寒冷地区的人多以酒取暖。而且古代医家还经常喜欢用酒作药引子，以助药力更好地发挥，如米酒、黄酒。

（2）饮酒不当可危及生命：据统计，全球每年因有害使用酒精而导致的死亡人数高达330万人，占所有死亡总数的5.9%。^[13]一位医学专家在接受记者采访时说了这样一个真实的故事：一位急性黄疸型肝炎的患者经住院治疗，检查指标恢复正常，出院后的前几个月还时刻不忘主治医生的嘱咐，滴酒不沾，可是有一次实在禁不住朋友的诱导，终于"破戒了"，小尝了一口，心想这一点也应该没事，可就在喝酒后的第二天，肝炎复发并很快发展成急性重型肝炎，终因抢救无效而丢掉了性命。这样的悲剧在生活中并不少见。所以对于肝病患者来说，饮酒无疑就是催命符。

（3）饮酒对特殊人群的危害：

☺ 青少年和儿童。酒精对消化道具有强烈的刺激作用，会使青少年和儿童出现胃肠不适和消化不良，影响正常饮食及营养素摄入，阻碍其正常的生长发育。同时，在酒精的解毒过程对青少年和儿童娇嫩的肝细胞可造成损伤，影响其肝功能。

☺ 对于孕妇而言，酒精具有活血行血的作用，易引起先兆流产以及诱导胎儿先天畸形等。

（4）饮酒过量可引起精神障碍：酒精是一种麻醉剂，长期饮用可产生酒精依赖、酒精中毒性精神障碍，如震颤性谵妄是在酒精依赖基础上急性发作性精神障碍，如果不经治疗，病死率可高达35%。[14]

（5）饮酒过量对肝脏的危害：饮酒过量，最受伤的莫过于肝脏。酒最主要的化学物质是酒精，而酒精主要是通过肝脏代谢的，其代谢产物及它所引起的肝细胞代谢紊乱，是导致酒精性肝损害的主要原因。

（6）饮酒过量可增加患癌的风险：有研究表明，过量饮酒比非过量饮酒者口腔、咽喉部癌症的发生率高出2倍以上，甲状腺癌发生率增加30% ~ 150%，皮肤癌发生率增加20% ~ 70%。妇女乳腺癌发生率增加20% ~ 60%。在食管癌患者中，过量饮酒者占60%，而不饮酒者仅占2%。乙型肝炎患者本来发生肝癌的危险性就较大，如果饮酒或过量饮酒，则肝癌发生率将大大增加。[15]

（7）过量饮酒对其他脏器的影响：

☺ 大脑。摄入酒精过多对记忆力、注意力及情绪反应都有严重伤害。

☺ 生殖器官。对于男性来说，酒精会使精子质量下降；对于妊娠期女性来说，即使少量酒精也会使胎儿发生身体缺陷的危险性增高。

☺ 心脏。大量饮酒会加大发生心脏方面疾病的概率，过量酒精可引起心脏肌肉组织衰弱并且受到损伤，而纤维组织增生，严重影响心脏的功能。

◎ 胃肠道。长时间饮酒或过量饮酒会增加患胃炎、胃出血、胃溃疡及肠道疾病的风险，严重时可危及生命。

（8）过量饮酒对其他方面的影响：

◎ 对饮酒者而言，过量饮酒使情绪易激动，易与人发生冲突，自身难免受到伤害。

◎ 对家庭而言，爱人和子女可能成为酒后不良情绪发泄的对象，破坏家庭和睦。

◎ 对工作而言，注意力和判断力受到阻碍，影响工作效率。

◎ 对社会而言，易造成交通事故，扰乱正常社会秩序，对他人的身心造成不同程度的损害。

由于人们对酒精的危害性认识不足，酒精造成的社会问题和健康问题越来越多，因此应加强戒酒及饮酒危害的宣传教育，引导人们正确饮酒、适度饮酒，以减少因酒精摄入过量导致身体各部位疾病的发生。这需要社会以及我们每个人的共同努力。所以，为了自己和他人的健康，少量饮酒尚可，但不要贪杯哦！

（二十三）人老脚先老，足浴有较好的养生保健功效

1. 说说双脚与人体的密切关系

俗话常说"树老根先竭，人老脚先衰"，为什么双脚对人体有这么重要呢？

中医学上认为，足三阴经和足三阳经在脚部通过经络相连，它们又分别与手三阴经、手三阳经沟通，共同维持着人体气血的运行。脏腑的病变可通过经络互相影响，反过来，疏通经络、气血，又可达到治疗脏腑病变的效果。如足少阴肾经的涌泉，针灸或药物贴敷等可以治疗头痛、失眠、大便难、小便不利等。所以说，脚与脏腑的关系就是整体观念的缩影。

从养生理论看，脚离人体的心脏最远，但负担却最重，因此，这个地方最容易导致血液循环不好。一旦，我们的下肢及双脚的血液循环功能不佳，会影响到人体各器官的生理功能，导致各种疾病的发生。

2. 泡脚与气血关系

从中医角度看，脚上有反射区和众多经络、穴位，当人们用热水泡脚时，就会刺激经络穴位、反射区，促进脚部乃至全身的血液循环，从而加快身体的新陈代谢，起到调节全身的作用。如我们熟悉的涌泉和太冲，受到温热的刺激后，就能起到养肾护肝的作用。如果刺激脚底的大肠反射区，还能起到通便的效果。

3. 正确的泡脚方法

◎ 睡前泡脚，先取适量水放入脚盆中，水温应因人而异，温度宜38 ~ 40℃，以脚感温热为准，过烫、过凉都不好；水深开始以刚覆脚面为宜。为维持水温，需边搓洗边加热水，最后水可加到足踝以上。

◎ 泡脚时间要视年龄而定。就老年人而言，一般泡脚20 ~ 30分钟为宜，但低血压、平素身体比较虚弱，每天泡脚20分钟就足够了，以防泡脚时间过长引起血管扩张，导致血压降低。儿童因为皮肤细嫩，泡脚10分钟为宜。而年轻人每天泡脚15 ~ 20分钟就可以了。

◎ 洗完后，不要晾干，用干毛巾反复搓揉干净最好。

◎ 另外，请注意初次泡脚者水温应低一些，逐渐加热水来升高水温。但是有严重心力衰竭和高血压的患者需在医生指导下泡脚，以免引起不良后果。

泡脚时的水温不能太高，以免发生意外。泡脚水不能太浅，至少要没过脚面，如果连小腿一起泡，效果会更好。在足疗和足浴结束后，应适量饮水，来补充水分。

4. 不宜进行足浴养生的人群

◎ 足部有皮肤破损及烧伤、烫伤者。

◎ 各种感染性疾患，如丹毒、蜂窝织炎等。

◎ 严重心脏病、肝病及精神病患者。

◎ 饥饿、极度疲劳或醉酒后。

☺ 肿瘤患者不宜采用足疗法。

☺ 骨折、脱位要用相应的整复手法进行复位并加以固定，未处理之前不宜采用。

☺ 各关节部位创伤，骨膜炎急性期禁止足浴。

☺ 严重骨质疏松者禁止足浴。

☺ 关节韧带的撕裂伤、断裂伤，不能用足浴手法，应手术治疗。

☺ 皮肤局部病变，如湿疹、瘢痕等。

☺ 有出血性体质的人或倾向者，以及各种疾病出血活动期。

☺ 急性传染病患者。

（二十四）节制房事，欲不可禁，亦不可纵

"欲不可禁，亦不可纵"是我国古代房事养生学的重要内容，简单地说，就是人的性行为不可禁止，也不可放纵，要加以节制。

1. 适度和谐的房事有益健康

房事是人的正常生理需求，适度和谐的房事生活是健康心理、生理的重要保证。1987 年对广西壮族自治区巴马瑶族自治县长寿老人调查表明，长寿老人的和谐、稳定的夫妻生活都比较长。现代医学研究已证明婚姻有利于健康，终身未嫁及离婚、孤寡者，男女乳腺癌的发病率比一般人高，患病率、死亡率也高。这些都说明适度、协调的性生活不仅促进健康，而且对疾病的预防也具有积极意义。和谐的房事活动还有益于优生，《万氏家传广嗣纪要》指出："求子之道，男子贵清心寡欲以养其精，女子贵平心定气以养其血。"还说，"男子以精为主，女子以血为主，阳精溢泄而不竭，阴血时下而不愆，阴阳交畅，精血合凝，胚胎结而生育蕃矣"。以上充分说明了适度和谐的房事不但有利于健康长寿，而且是优生优育的重要保证。

2. 房事不节对健康的危害

房事不节，首先是指房事不节制，纵欲无度，超过人体所承受的范围。中

医学历来认为房事不节、劳倦内伤是致病的重要原因。意思是说如果不节制房事，易耗伤人体精血，导致身体亏损，疾患找上门来了。

无论是对男人还是女人而言，性生活过度容易加重腰背劳损。对于男子来说，性器官反复与持久性地充血，容易诱发前列腺炎、精囊炎等疾患，会造成会阴部不适、腰酸背痛，还会出现血精。而对于女人来说，过度的性生活导致性器官一直处于充血状态，容易诱发盆腔充血，也就是所谓的卵巢静脉综合征，会产生腰酸、下身沉重等不适感觉。少年房事不节制，是阳痿的主要原因。

《素问·上古天真论》记载："今时之人不然也，以酒为浆，以妄为常，醉以入房，以欲竭其精，以耗散其真，不知持满，不时御神，务快其心，逆于生乐，起居无节，故半百而衰也。"其中就说人不知道节制性行为，不控制自己的私欲，过度耗散精血，生活不规律，易导致早衰。

（二十五）体质虚弱者可在冬季适当进补

中医理论有"春生、夏长、秋收、冬藏"之说，冬季是人体收敛潜藏的时候，此时进补，更易于吸收，有利于增强体力、提高抵抗力、减轻宿疾等。

进补有滋补、清补、平补三种。滋补就是用具有滋腻性质的补品、补药来补益虚弱体质的方法，常用的滋补食物有猪肉、牛肉、羊肉、母鸡、鹅、鸭、鳖、海参等，药物有熟地黄、阿胶、鳖甲、鹿角胶以及各种补膏等；清补是用清淡平和的药物、食物来补益虚弱体质的方法，常用的清补食物有百合、绿豆、西瓜等，药物有西洋参、沙参、麦冬、石斛等；而平补是用性质平和的补品、补药来补益虚弱体质的方法，这一类以药物居多，如人参、党参、太子参、黄芪、莲子、芡实、薏苡仁、赤小豆、大枣、燕窝、蛤蟆、银耳、猪肝等。

中医认为"虚则补之"，没有明显"虚证"者不宜进行中药进补，可适当进行食补。如多吃萝卜可健胃消食；多吃山药能补脾胃；牛肉、兔肉、大枣、山药、板栗可补气；鸡蛋、猪肝、瘦肉能补血；梨、桑葚、藕、蛋黄、鸭肉可滋阴；狗肉、羊肉可壮阳。

当然，食补也有三宜。一宜粥糜，冬季宜食麦片粥，可养心除烦；食茯苓粥，可健脾养胃；食大枣粥，可补血益气；食玉米粥，可调中开胃等。二宜温热之品，如羊肉、狗肉、龙眼肉、大枣、鸡蛋、山药、猪血、糯米等。三宜坚果，如核桃、板栗、松子等。

冬季进补对身体有着补养和治疗的双重意义，有益于身体健康。但冬季进补并非人人皆宜。对于那些健康、身强体壮的就没有必要进行冬补，只需注意饮食调养及适当的体育锻炼即可。而对于那些开刀手术、大病初愈、劳累过度、年老体虚者，通过冬季进补，则可以尽早恢复健康。但具体应该怎样补，需要补什么，每个人身体的情况不同，进补时应区别对待，各取所需。

🍑 阳虚冬天怕冷者进补宜选择具有补肾阳作用且温而不燥的助阳之品。可选用鹿茸片、参茸片、参茸补膏等；也可选用鹿茸血片或粉片，每次 0.5g，隔水炖服。除服滋补药物外，还可吃些狗肉、羊肉、牛骨髓等具有补气助阳、增加防寒作用的食物，这些都是补阳上品，在冬季里可经常食用。

🍑 血虚不足常有头昏眼花者，可选服有补益气血作用的阿胶浆、四物饮、参杞补膏、补气养血膏等中成药。同时可常食动物血、禽蛋、禽肉等进行食补。

🍑 阴虚者，冬季进补可选用六味地黄丸、左归丸等中成药；也可服用蛤蟆油以补肾精、润肺养阴；老人或产妇也可食用海参，对虚弱劳损、精血亏耗等症有效。

🍑 气虚不足常体倦无力、动则气喘者，可选用有健脾益肺、静心安神作用的红参或生晒参（红参较生晒参性温）。方法：将红参切碎，在火上烘软后切片，每天 3 ~ 4g，放入小瓷碗内隔水蒸炖，每天服 1 ~ 2 次。也可适量饮些豆浆、牛奶；还可炖大枣、龙眼肉、蹄髈、精肉等服食。

生命在于运动，人们不能光靠滋补品来维持身体的健康，还要参加适当的体育锻炼和力所能及的劳动，方能最终获得健康。

另外，冬季进补时还要注意以下几点：

☺ 服用人参进补时，忌食萝卜等下气破气之药，以免影响人参的进补作用。

☺ 凡有感冒发热、不思饮食、消化不良、呕吐腹泻等病症，都应暂停服用任何滋补品，待病愈后再进补。

☺ 进补时忌进食过于甘腻的食物，忌过食生冷食品，以免妨碍对补药、补品的吸收。

（二十六）小儿喂养不要过饱

对于小儿来说，全身各个器官都处于稚嫩的阶段，功能尚未发育成熟，消化系统更是如此。如果摄食过多、过饱，则容易损伤小儿的脾胃。

合理饮食防"七过"，就是指过好、过饱、过杂、过偏、过酸、过甜、过凉，下面逐一细谈。

（1）过好：过好是指大量进食高蛋白、高脂肪食物，如奶、蛋、肉等食物。过犹不及，大量进食这些食物不利于脾胃健康和消化吸收，要适可而止。

（2）过饱：家长总是嫌孩子吃得少，因为每一个家长都希望孩子身体强壮、快快长大，孩子吃得多家长就很高兴。但是要知道孩子胃容量是有限的，长身体需要的能量也相对较少，吃得过饱会使孩子肠胃负担过重，只能影响消化吸收，结果适得其反。如何把握这个度呢？家长给孩子创造个安静、专心吃饭的环境，孩子觉得吃饱就可以了。

（3）过杂：过杂是指孩子整天吃各种各样的零食。为什么孩子们都那么爱吃零食呢？这是因为零食一般都过咸、过甜、过酸或过辣，这样的口味强烈地刺激孩子的味蕾，孩子感觉有味道，所以就喜欢吃。但是这种强烈的刺激对孩子的脾胃功能恰恰有不好的影响。因此尽量让孩子少吃零食，能不吃就不吃。

（4）过偏：饮食过偏是指饮食单一，喜欢吃什么就整天吃，不喜欢吃什么就不吃。饮食单一容易使某些营养成分缺失而影响孩子生长发育。最好的习惯是什么都吃一点，什么都别多吃。

（5）过酸：酸性收敛，过食酸食易使内热积聚。特别要强调的是，酸味的水果、酸奶都是好东西，还是要适可而止。

（6）过甜：儿童味觉发育还不完全，但是对甜味比较敏感，因此最喜欢吃甜食。过食甜食最容易影响脾胃运化，容易产生内热，为感冒、咳嗽创造了良好的条件。怎么办？还是适可而止！

（7）过凉：饮食过凉耗伤脾阳，影响脾胃运化功能；对于脾胃运化功能差、吸收不好的孩子来说，要杜绝冷饮，吃饭最好也热乎点。

吃什么，怎么吃，简单地说就是要食谱广，不偏食，什么都吃点儿。但是也不能乱吃，还是要以谷物类食物为主，否则就是之前说的"过杂"了。

至于偏食这个问题，大多数孩子都存在这种问题，这就需要我们家长多费心了。孩子不吃菜，你做饭的时候可以多做点儿蔬菜，少做点儿肉，肉吃完了就不再多加了，慢慢训练孩子吃菜。这就要家长狠一狠心，"饥不择食"是最好的解决偏食的办法。

吃饭时间上要做到"定时就餐和就餐定时"。孩子吃饭时间，比如说上午8点吃早饭，那就这个时间开始吃饭，孩子不吃，过期就作废；中午12点准时吃中午饭；下午6点准时吃晚饭。这样逐渐使胃形成一种生物反射，形成一种规律，这样反而能使肠胃功能保持个良好的状态，反而食欲增加。

然而有些家长围着孩子喂，一顿饭一小时吃不完，或者是这个逗着，那个玩着，然后再吃，孩子稍不注意就塞嘴里面一口，这个非常不好，孩子好多厌食习惯就是这样养成的。

"就餐定时"是说孩子吃饭所用的时间基本固定，吃饭时间半小时，就一定要在30分钟内吃完，不要拖拖拉拉的。安静愉悦的就餐环境，不但能提高孩子的食欲，还有助于肠胃的消化吸收。相反，家长一味地催促、打骂，只会增加孩子对吃饭的恐惧，更加排斥吃饭这件事。另外，为了保证孩子正餐吃得多，家长要做到不要在非饭点儿给孩子"加餐"，如饭后吃水果有助于消化，饭前吃水果就是"占胃"了。餐前的准备是家长最容易忽略的，孩子很可能胃已经"被占领了"。

这个时候爸爸妈妈在给宝宝喂食时一定要把握好尺度，让宝宝能始终保持一个正常的食欲，不宜一时过饱一时过饿。应该以"七分饱"为最佳状态，这样既能保证孩子生长发育所需营养，又不会因吃得太饱而加重消化器官的工作负担。

如果宝宝长期吃得过多，极易致脑疲劳，造成大脑早衰，影响大脑的发育，智力偏低。此外，吃得过饱还会造成肥胖症，从而严重影响骨骼生长，限制宝宝身高发育。

值得一提的是，众多爸爸妈妈普遍会犯的错误是总是让宝宝吃饱，因为他们都认为，只有宝宝吃得饱，营养才会跟得上，但却完全不知道这会直接影响到宝宝生长。

因为当人处于血糖低的时候，也就是饥饿状态下，会在客观上促进脑垂体更多地分泌生长激素，刺激宝宝骨骼生长。所以，宝宝吃过饭后，就不要再喂零食了，不但阻止饥饿状态下生长激素分泌，还造成宝宝性早熟，让宝宝彻底成为矮个子。

三、常用养生保健内容

（二十七）情志养生：通过控制和调节情绪以达到身心安宁、情绪愉快的养生方法

1. 概述

《灵枢·百病始生》说："喜怒不节则伤脏。"在正常情况下，七情六欲，人皆有之，七情活动对机体生理功能起着协调作用，是人对环境变化应激的正常反应，不会使人致病。

情绪的表现是人在接触、认识事物时，本能的内心复杂变化的综合表现。心理调节是人体身心健康的一个非常重要环节，从古至今就被人类所重视，现代社会中其作用也越来越凸显。情志致病往小处说危害人们的身体健康，往大处说危害着社会的健康状态。

2. 情志致病的机制

情志致病的机制主要是影响人体内环境的平衡，如气机运行障碍、脏腑功能失常，以及损伤机体阴阳、精血等。致病因素皆可积而成病，进而导致情志疾病的发生，而情志致病反过来又加重饮食劳伤。其表现形式多样：伤及脏腑，扰乱气机，阴阳失调，损伤精血，如"怒伤肝、喜伤心、思伤脾、忧伤肺、恐伤肾"。每个脏器都不是单独存在的，而是相互影响，动一处而牵全身。生活中最常见思虑过度会出现食欲不振；同样悲忧太过，也可导致消化不良，腹部胀满。《素问·举痛论》说："怒则气上，喜则气缓，悲则气消，恐则气下，寒则气收，炅则气泄，惊则气乱，劳则气耗，思则气结。"七情太过对于人

体气机的影响是很严重的。如过分思虑，伤脾耗血影响食欲，造成气血生化不足，精血亏损。《素问·生气通天论》中记载："阴平阳秘，精神乃治，阴阳离决，精气乃绝。"

3. 情志变化对身体各部位的影响

情志的变化对心血管、神经系统、消化系统、呼吸系统、内分泌都有着一定的影响，情绪持续紧张和精神过度疲劳是引起高血压的一个重要原因。在日常生活中，由于暴怒、恐惧、紧张或过于激动而引起心血管病，甚至导致死亡的人不在少数。

近年来，由于大家生活压力大、节奏快，诸多心理矛盾、心理问题日益突出。一旦出现思想认识不当，钻牛角尖，就会造成心理不平衡，进而导致心理性疾病的发生。

4. 调养情志的方法

（1）保精御神：《素问·上古天真论》中指出："不时御神，务快其心，逆于生乐，起居无节，故半百而衰也。"原文中"半百而衰"即指人过早衰老，原因在于"不时御神"，即指不善于调摄平稳自己的情绪。一些人经常违背自然规律而取乐，如互联网时代的加快，夜生活的日趋流行，导致熬夜、暴饮暴食、过度劳累等如家常便饭，这种生活习惯违背自然规律，促使人体过早衰老。这样的生活使气血损耗，气血是神的物质基础，长期的耗散使气血亏损，肝藏血，血少会导致肝血虚、肝火旺，肝火上炎，而导致情绪不稳定，遇事不冷静，从而引起社会交往中受挫，更多不良情绪产生，恶性情绪如此循环是很不容易长寿的。人生"难得糊涂"，心胸豁达才会有利于身心康健。对于日常生活中所遇到的各种复杂问题及外界环境事物，要采取安和的态度来进行修养身心。

（2）不慕他人：《素问·上古天真论》云："美其食，任其服，乐其俗，高下不相慕，其民故曰朴。"也就是说不管吃什么样的食物都觉得甘美，吃出精神层面的愉悦；不管穿什么样的衣服都觉得合适，穿出喜悦和美好的感觉；

以喜爱和遵守自己的风俗习惯感到快乐；人们社会地位有高低，但都不会羡慕和嫉妒，各安于本位。但是有很多人做不到，有些人嫉妒别人地位、才华、品德、名声、成就、相貌等高于自己，而产生怒火，使心境抑郁，情绪烦躁，做出各种损人不利己的事。这又是何必呢？真是得不偿失啊！

消除嫉妒的根本方法是摆正心态，客观思考，加强思想修养，对情绪进行良性控制。

（3）清心寡欲：减少私心杂念，降低对名利和物质的嗜欲。一个人私心太重、贪心太多、嗜欲不止，他的精神是很难安静下来的，只有少私寡欲，精神才能守持于内。

《素问·上古天真论》中："恬惔虚无，真气从之，精神内守，病安从来。"只有精神保持乐观、开朗，体内气血才能正常运行，否则"百病生于气"，将自食其果。

（4）心态平和：生在凡尘俗世的我们，平时难免会碰到一些令人一时想不开的事，每每碰到，不同的人面对问题，可能会有不同的反应。

心态平和，勿贪心，看得开的也许问题迎刃而解，而想不开的，不肯退一步，甚至作茧自缚，导致人间悲剧的发生。

要避免生气，诸如闲气、怨气、怒气、闷气。日常生活中为鸡毛蒜皮的琐事而生气的比比皆是，例如平时出门磕磕碰碰的事情、家庭生活中的拌嘴等，其实都是芝麻大点的小事，静下心来想想，真的是没有必要生气的。

要看到自己的长处，不要心生嫉妒，抱怨一些人或事。其实也没有这个必要，要多往好的方面看，学会排解，心态放平和。如果遇到不开心的事情不要闷着，要及时说出来，也许别人的劝导，会使你的问题迎刃而解。

殊不知不论遇到哪种不如意，都可能会导致气机逆乱，心身健康都会受到影响，时间长了，会导致气滞血瘀，瘀血浊液积聚体内，久而久之，轻者会造成失眠、焦虑、脾气暴躁，重者可能引起心脏疾病、肿瘤等较为严重的病患。

学会转移注意力，心情不好的时候练书法、画画、跳舞、学门乐器，或是购物，或是旅游，或换个新发型，都能使人在不同的环境下，敞开心扉，忘记烦恼。您不妨试试，这些真的能让你轻松起来。

南宋词人辛弃疾词《贺新郎·用前韵再赋》："叹人生，不如意事，十常八九。"一生当中，处于逆境的时间太多。身处逆境，苦闷、惶恐绝望之时，难免郁闷在心，应一吐为快，发泄出来，这就是所谓"郁而发之"。方法甚多，或找朋友聊天解闷，或争辩一次或大哭一场等，你就会发现发泄出来是如此的畅快淋漓。

（5）学会分享，融入社会："无事生非"是说一个人独处时，孤独会给人带来精神上的空虚和痛苦，容易陷入一种忧烦的氛围之中。但有的人就是孤僻，不合群，造成社会关系差，其危害和负面影响比吸烟、高血压和肥胖更严重。这时怎么办呢？

社交能满足人们精神方面的某种需要。主动与人交流是一个接地气的好方法。因为交流是一剂良药，使得人们增进情感，排遣孤寂，增添了许多积极乐观的情绪，产生了许多幸福感与满足感。生活中主动找阳光开朗的朋友，排解忧愁，因为待人诚恳、积极向上、乐观进取的朋友，无形之中会使你变得豁达开朗，忘却忧愁，产生一种积极向上的正能量。这就应了"近朱者赤，近墨者黑"的经典古话。

人体健康需要营养、体育、休息等生理等方面的满足，也需要安全、友谊、成就、信任和尊重等精神方面的满足，以达到良好身心平衡。

（6）专心致志：它是指选择自己感兴趣的事情，专心致志地去从事它，在享受兴趣带来乐趣的同时，忘却其他烦忧，达到养生的目的。其实，我们每天都认真忘我地工作也是一种养生，都是"志有所专"的具体表现，只不过我们自己没有察觉罢了。

爱迪生就是一个一生对工作非常专注的，每天工作十几小时甚至更长，但他从来不觉得辛苦，并在兴趣中，不知不觉中达到了"专心致志"的境界。

"乐以忘忧"的他，工作不但没有拖垮他的身体，反而使他健康地活到了80多岁。志有所专就是这样一种接近"道"的养生方法。

（7）不骄不躁：骄傲者常常很自负，急躁者易冲动，不计后果。固执、好争辩、急躁、紧张、大声说话、匆忙、好冲动、富含敌意、具有攻击性是上述两种人的主要特征，他们的理想世界与现实存在差距，这种反差造成他们内心的痛苦。有其特征的人情绪波动大对心血管和脑血管会产生负面影响。

总之，一个人一定要正确评判自己的优势与不足，做一个现实主义者，客观地认识和评估自己的能力，克服骄躁情绪，顺应自然环境，保持心态平和。才有助于情志的调养，益于身心健康。

（8）穴位按摩疏理气机：

（1）太冲：位于足背侧，当第一跖骨间隙的后方凹陷处。

作用：调理气血，平肝熄风，平缓心情。

（2）膻中：在前正中线上，两乳头连线的中点。

作用：理气降逆的要穴，调理人身一切气机。

特别提醒：穴位按摩后，喝杯温开水。（具体操作方法，请查阅中医养生保健五大要穴和经穴养生类书籍等）

（二十八）饮食养生：根据个人体质类型，通过改变饮食方式，选择合适的食物，从而获得健康的养生方法

中医体质学将国人划分了九种基本体质类型。首先，我们要了解一下自己属于什么体质，只有了解了自己的体质，才能找到适合自己的食物类型，养生便事半功倍。

（1）平和质者主要表现：体形匀称健壮，面色、肤色润泽，头发稠密有光泽，目光有神，唇色红润，不容易疲劳，精力充沛，睡眠、食欲良好，大小便正常，性格随和开朗，平时患病较少，对自然环境和社会环境适应能力较强。

（2）气虚质者主要表现：平素易乏力，倦怠少气，面色微黄或㿠白，唇色淡白，毛发不华，性格喜静懒言，常自汗，易感寒、易哮喘等。

（3）阳虚质者主要表现：体形肥胖，畏寒怕冷，性格多沉静内向，精神萎靡，毛发易落，大便多溏，小便清长等。

（4）阴虚质者主要表现：体形多瘦长而面色潮红，咽干口燥，手足心热，不耐热，性格多急躁易怒，常失眠多梦。

（5）瘀血质者主要表现：以瘦人居多，鼻色常暗，发易脱落，红丝攀睛，肌肤或甲错或瘀斑，心烦心悸，健忘时作，舌质多暗等。

（6）痰湿质者主要表现：体形肥胖或素肥今瘦，面色淡黄而暗，且多脂，口黏痰多，胸闷身重，肢体不爽，苔多滑腻等。

（7）湿热质者主要表现：面垢油光，易生痤疮，常口干、口苦、口臭、尿黄、大便黏滞不爽等。

（8）气郁质者主要表现：体形瘦弱，性格内向脆弱，对精神应激能力差，常抑郁不乐，易惊悸，失眠多梦，食欲不振，喜太息，烦躁易怒，坐卧不安或咽中异物感，或胁胀窜痛，多伴甲紫舌暗。

（9）特禀质者主要表现：特禀质即易过敏体质，没有感冒时也会打喷嚏、鼻塞、流鼻涕，因季节变化而咳喘，容易过敏（对药物、食物或花粉），皮肤易起荨麻疹，皮肤一抓就红，易出现抓痕等。

偏于气虚质者，多食山药、大枣、莲子、红薯、黑米等健脾益气之品。

偏于阳虚质者，多食牛肉、羊肉、韭菜、生姜等温阳之品。

偏于阴虚质者，多食瘦猪肉、鸭肉、绿豆、冬瓜等甘凉滋润之品。

偏于瘀血质者，多食山楂、醋、玫瑰花、金橘等具有活血、散结、行气、疏肝解郁作用的食物，少食肥肉等滋腻之品。

偏丁痰湿质者，饮食应以清淡为主，少食肥肉及甜、黏、油腻的食物，可多食海带、冬瓜等。

偏于湿热质者，饮食以清淡为主，可多食赤小豆、绿豆、芹菜、黄瓜、藕等甘寒、甘平的食物。

偏于气郁质者，多食黄花菜、海带、山楂、玫瑰花等具有行气、解郁、消食、醒神作用的食物。

（二十九）运动养生：通过练习中医传统保健项目的方式来维护健康、增强体质、延长寿命、延缓衰老的养生方法，常见的养生保健项目有太极拳、八段锦、五禽戏、六字诀等

中华民族具有五千多年的悠久历史，在漫长的历史发展长河中，积累了丰富的益寿防衰的养生经验，形成了既有系统理论又有健身方法的民族特色的传统养生功法，它为中华民族的繁荣昌盛做出了巨大贡献。养生功法的锻炼是通过肢体姿势调整、呼吸锻炼、意念控制，使身心融为一体，达到增强人体各脏腑组织的功能，诱导和启发人体内在潜力，起到防病、治病、益智、延年的作用。

接下来，就太极拳、八段锦、易筋经动作要领和对人体锻炼的益处进行解读，具体练习，爱好者可根据国家体育总局发行的健身气功视频或具有教授健身气功资质的老师学习。

1. 太极拳（简述）

太极拳是中国传统健身气功的一块瑰宝，太极拳在世界范围内显示出广泛的影响力，2006 年太极拳被列入第一批国家级非物质文化遗产名录。

太极拳是中华民族辨证的理论思维与武术、艺术、引导术、中医等的完美结合，它以中国传统哲学中的太极、阴阳辨证理念为核心思想，集颐养性情、强身健体、技击对抗等多种功能为一体，是高层次的人体文化。作为一种饱含东方包容理念的运动形式，其习练者针对意、气、形、神的锻炼，非常符合人体生理和心理的要求，对人类个体身心健康以及人类群体的和谐共处，有着非常重要的促进作用。太极是中国古代最具特色和代表性的哲学思想之一，太极拳基于太极阴阳之理念，用意念统领全身，通过入静放松、以意导气、以气催

形地反复习练，以进入"妙手—运—太极，太极一运化乌有"的境界，达到修身养性、陶冶情操、强身健体、益寿延年的目的。

（1）太极拳对脑的功能起着积极的调节和训练：太极拳要求精神专一，全神贯注，意动身随，内外三合（内三合指意、气、力相合，即意与气合，气与力合；外三合指手与足合、肘与膝合、肩与胯合），连绵不断，一气呵成。这些细微、复杂、独特的锻炼方法和要求融合在太极拳练习过程当中，是对大脑很好的锻炼。进而调整身体诸系统的功能，使其趋于正常，诸脏器达到坚强有力，从而起到防病、治病、强身、防身的目的。

太极拳是"以静制动，虽动犹静"，动与静结合的锻炼方法。这有益于对大脑皮层兴奋、抑制的调节。它对大脑皮层过度兴奋引起的神经衰弱、失眠、头晕等有显著疗效。如果长期坚持下去，亦可逐渐消除疾病在大脑皮层引起的病理兴奋，从而达到治疗效果。

太极拳强调在周身放松条件下进行锻炼。它不仅要求躯体放松，而且要求大脑放松。在大脑支配下，神经、肌肉放松又能反射性地使全身小动脉（高血压主要表现小动脉收缩）得到舒张，同时缓解小动脉壁的硬化。这样血压随之下降，并趋于正常，对高血压患者更为有利。在脑力、体力劳动后进行全身放松，能使兴奋的神经、疲劳的肌肉恢复得比较快，这就是练拳比静止更能消除疲劳的原因。

（2）太极拳对"气"的习练：太极拳练气是在大脑皮层统摄诸神经系统下，使全身处于松静状态，随着深长的呼吸，促使内脏器官和外部肌肉有节律地舒张、收缩，腰、脊、四肢螺旋缠绕将沉蓄于丹田（小腹）之气，运送到全身，此时末梢神经会产生酸、麻、胀、热的感觉，即通常所说的"气感"。有此气血运行感的人皮肤红润，其体温可增高1℃左右。通过肢体的顺逆缠绕运动，不仅锻炼了肌肉的弹性，而且提高了血液循环的速度，因而可防治因血行受阻而产生的心血管和脑血管疾病。

练太极拳可使呼吸逐步加深，因之横膈膜下降得较多。通过横膈上下鼓动，牵动胸腹运动加强，对五脏六腑起到"按摩"作用，这是药物所达不到的效果。如此，胸腔、腹腔的器官血流旺盛，吸收功能加强，对诸脏腑产生的疾病，如肠胃消化不良、糖尿病、大小便失禁等会收到良好的疗效。

太极拳的深长呼吸使肺腑排出大量浊气，吸入较多的氧气，提高了肺部的换气效率，同时增强了肺组织的弹性。这可使肋软骨骨化率降低，胸廓活动度加强，对肺病的防治有一定作用。

吸气时肛门肌肉（会阴）轻轻用意上提，呼气时放松。这样会阴一提一松，练久了会感到会阴部随着呼吸张弛起伏，这是肛门括约肌的运动，可防治痔瘘病、脱肛、子宫脱垂和某些慢性生殖系统疾病。

（3）太极拳对人体躯干、四肢的作用：太极拳要求上身中正，上下一条线，"顶头悬，尾闾收"即百会与会阴在一条直线上。这样不但可使气血上下疏通，而且能避免未老先衰、低头猫腰、脊椎萎缩等病态。通过太极拳顺顶贯顶、脚底生根，会产生上下对拉的意念；加之手眼相随，使颈椎左右摆动、前后摇转等，可对颈椎疾病起到有效的预防和治疗作用。

太极拳着重虚实转换的锻炼。不论上肢、下肢、躯干及内脏各部"处处均有虚实"。以腿为例，体重在左腿，则左腿为实，右腿为虚，反之亦然。腿部通过虚实锻炼能增加很大的力量。再以脚为例，当脚跟、脚掌、脚趾相继下落抓地为实，脚心（涌泉）轻轻上提为虚，叫作实中有虚。经常做脚底板贴地、足弓上提的活动，一紧一松的虚实交换可使足部的肌肉和韧带得到充分的锻炼。长久下去，不但可以矫正平足，同时可使足弓增强弹性，达到健步轻灵。

太极拳特别注意腰部活动，要求"以腰带脊"等。通过腰部锻炼，可增强肾功能，同时对脊髓神经及自主神经有良好的功能刺激，再加上腹肌和膈肌运动的配合，对腹内器官瘀血的消除和肠蠕动功能的改善有积极影响，对腰背疼痛的防治更有突出作用。

太极拳要求关节和韧带节节贯穿，周身一家。在腰脊、关节的带动下再配合回旋缠绕运动，就能使肩、肘、膝、胯、踝、腕等关节，达到节节贯穿、周身一家的地步。如此则能增强各关节的功能和防止其发生退化现象，并有助于保持关节、韧带、软骨组织的正常功能。

肌肉的质量主要看弹性和坚实程度。长期练太极拳能使肌肉坚实有力，从而防止大腹便便，行路困难。通过肌肉张弛和关节伸屈的运动，一方面可使功法运用自如；另一方面由此产生的有节律的挤压，对静脉血回流心脏会起到促进作用。

太极拳能健身治病是确信无疑的，但有一个条件，即必须坚持下去，要把练太极拳当作日常生活中如同吃饭一样不可缺少的一件事情。只要坚持，就能达到精神旺盛、身体健壮的锻炼目的。

中华人民共和国成立后推行的简易太极拳套路，是为了便于在广大群众中推广太极拳，1956年在杨式太极拳的基础上，删去繁难和重复的动作，选取24式，编成"简化太极拳"。如今简化太极拳已盛行于国内外，深受人们喜爱。

2. 八段锦

八段锦功法是一套独立而完整的传统健身功法，起源于北宋，至今已有八百多年的历史。古人把这套动作比喻为"锦"，意为五颜六色，美而华贵！体现其动作舒展优美，以为其"祛病健身，效果极好；编排精致，动作完美"。现代的八段锦在内容与名称上均有所改变，此功法分为八段，每段一个动作，故名为"八段锦"，练习不需要器械，不需要场地，简单易学，节省时间，作用极其显著。

预备势

预备势是以松静自然的态势，将机体调整到相对平衡的状态。头顶百会上领，引导头部摆正，并有虚领向上之意，有利于督脉的畅通，从而行气上升以养脑营神。

第一式　两手托天理三焦

本式通过"两手托天"的动作，主要达到调节三焦的气血与阴阳的功能。

两手托天通过两手交叉上托，缓慢用力，保持拉伸，通过意念、导引的配合，引动人体的内气与大自然的外气相结合，强化人与大自然气机的交通，达到天人合一。

"两手托天"为何能调理三焦呢？天，为最高；托天者，就是尽量向上托的意思。"两手托天理三焦"这个完整动作是一个呼吸周期，但在"托天"一瞬间，应当是闭息助力，从而使"内劲"贯通上、中、下三焦。全身各个关节几乎全部参与锻炼，在两手托天时配合逆腹式呼吸，会使胸腹部的内脏得到间接地"按摩"；还会使十四经及其相关的络脉、经筋、皮部，也随着锻炼而得到调理。通过脊柱的对拉拔伸，刺激背部的督脉及脊柱两侧的足太阳膀胱经，以此来调理五脏六腑。在中医学中，脊柱是督脉所在地，总督一身阳气。"两手托天理三焦"上托下落，升降开合，使元气输布全身，使津液滋润脏腑，从而起到调整人体阴阳气血的作用。

第二式　左右开弓似射雕

本式通过"左右开弓"的动作达到了肝肺二者相互协调、气机条畅的生理作用。

其中的"左右开弓"在中医理论中是讲"左肝右肺"的意思。就五行属性而言，肝属木，主疏泄，肝气以生发为顺；肺属金，主全身之气，肺气以肃降为畅。从肝肺的关系来看，肺金对肝木保持适度的制约，是正常的生理状态，称为相克；如果肝木太甚，对肺金形成反克，则为病理状态，表现为肝升太过，肺降不及，称为相侮。保持肝肺之间正常的相克关系，对于维持人体的健康是必需的。据此，本式功法锻炼时，通过马步或弓步状态下两手"射雕"样的"左右开弓"，对左（主升之肝气）、右（主降之肺气）进行科学调节，以保证其正常的升降状态。因此，从理论上来说，本式的主要作用是通过调节肝肺两脏来调整气机的升降；从实际效果看，由于"左右开弓似射雕"的动作，无形之中有扩胸作用，所以它除了对肝肺两脏有保健作用外，对位于胸腔内的各个脏器也都有较好的保健作用。

第三式　调理脾胃须单举

本式通过两手上撑下按的动作，达到了舒胸展肩、拔长腰脊、调理脾胃气血阴阳的功能。

中医学认为，脾胃乃人体"后天之本"，因为脾胃具备重要的消化吸收功能，是人体的能量源头。如果脾胃的功能发挥正常，各组织器官运作效率良好，就不会发生疾病；由此看出，注意保健后天脾胃有多么重要。在形体动作中，要注意遵循动静结合、刚柔相济、意气相随的原则，习练者要用心体会，切实把握，以获得较好的健身效果。

通过"须单举"运动，上撑下按，充分牵拉腹腔，可刺激脾胃经络，达到健脾和胃的作用。足太阴脾经与足阳明胃经循行经过胸、腹部，通过"须单举"运动导引，疏通经络，增强其运化功能；通过上撑下按，从而增强脊柱的灵活性和稳定性，在动作的导引下，以肩力带动两掌的上举下按、扩胸展腹、拔长腰脊，可刺激督脉经络，督脉主髓、通脑，行脊入里，通过反复牵拉磨合，疏通肩颈脊柱内经络，使关节肌肉气血充实，达到滑利关节，增强肩颈脊柱活动的灵活性和稳定性。

第四式　五劳七伤往后瞧

本式通过"往后瞧"的动作，达到了调节脏腑功能、疏理任督二脉的功能。

中医理论讲，七情致病，是脏腑气机失调、功能活动紊乱而发病。"五劳"是指人的肝劳、心劳、脾劳、肺劳、肾劳五种劳伤。"七伤"是指人的喜、怒、忧、思、悲、恐、惊七种精神情志活动的损伤。

习练者长期坚持做"往后瞧"动作，可疏通经络，强化脏腑功能，排除七情干扰，促进气血循环，保持健康的身心状态，精神愉悦，精力充沛。

通过"往后瞧"，上肢伸直外旋、扭转的静力牵拉作用，可刺激足太阳膀胱经上的五脏和六腑等俞穴。下颌内收，胸腹向前伸展，脊柱微成反弓的活动，可刺激督脉、疏理任脉，使任督二脉在动作导引中不断受到松与紧的交替刺激，从而调和脏腑器官经络和气血运行。"腹为阴，背为阳"，任脉循行于人体腹正中线，总任一身之阴经，故有"阴脉之海"之称，刺激任脉可调节人体阴经气血。督脉循行于脊柱正中线及头部正中线，能总督一身之阳经，故有"阳脉之海"之称，刺激督脉对全身阳经气血起调节作用。由于任督二脉相对应，所以"往后瞧"的动作导引，可以疏通任督二脉，全身气机得到发动，从而疏通脏腑经络，气血畅流不息，达到情志稳定、心静淡泊、青春常驻的目的。脏腑经络得到疏通，气血得到正常运行，脏腑功能得到强化，身体各部组织得到精气的滋养，从而保持七情的正常活动，人体得到健康。

第五式 摇头摆尾去心火

本式通过"摇头摆尾"的动作来达到调和人体阴阳、脏腑功能的作用。

"摇头摆尾去心火"主要通过对脊柱大幅度侧屈、环转及回旋，使头颈、腰腹及臀部、腿部等多种肌群参与收缩，既增加了颈、腰、髋、下肢的关节灵活性，也增加了肌力。同时，通过摇头，可刺激大椎（大椎为六阳经的汇总点，位于颈根后，第七颈椎棘突起和第一胸椎棘突起之间），以提升阳气；摆动尾闾，可刺激脊柱和命门，"腰为肾腑，命门贯脊属肾"，肾在五行中属水，心在五行中属火，以水克火，只有壮腰强肾才能调理心火，所以刺激脊柱和命门，增强肾阴对人体各脏腑器官滋养和濡润的作用，进而达到去心火的目的。

在操作方面，本式转腰的幅度与强度均大大增强：一方面强调了动作的轻巧与放松，另一方面还含有以腰部运动带动颈部运动之意。在作用方面由于大幅度地"摇摆"加大了对命门与肾脏的按摩作用，能起到养阴滋水的作用。

第六式　两手攀足固肾腰

本式通过幅度较大的俯仰腰身来进行"两手攀足"的动作，从而达到健固腰肾、疏通经脉、调理人体气血、促进生长发育的功效。

本功法以动为主，习练中要求动作自然伸展，舒缩充分，柔和连贯，松紧结合，使肌肉、筋脉充分舒张，从而促使经气活跃，滑利关节，活血化瘀，强筋壮骨。随着动作流畅展开，要做到意随形而动，主要集中在动作的部位和过程。练功中的呼吸吐纳，要与动作导引相配合，按照"起吸落呼"的规律，采取逆腹式呼吸方法，两掌缓缓上举时吸气，下落时呼气；两掌从腋下后插时吸气，推摩攀足时呼气，要求意到气到，气到力到。要使动作、意念、呼吸协调配合，必须坚持不懈地长期习练，熟练掌握功法技能，才能达到"调身、调心、调息"的目的。

通过"两手攀足"运动，脊柱大幅度前屈后伸，可刺激人体先天之本——足少阴肾经。首先，此经起于足掌心涌泉，经内踝下方，沿下肢内侧后缘上行，贯脊属肾，络膀胱。当两掌沿两侧腰部推按腰、臀、腿、足经脉穴位，对肾、肾上腺、输尿管有良好的牵拉按抚作用，不但可以疏通众多的经络不平之气，还对相联络的器官内脏起到调节作用，达到"滋肾阴、补肾气、壮肾阳、理胞宫"的效果。其次，还可刺激脊柱督脉与腹正中线任脉，打通阴阳经气机，发挥温补和濡养作用；推摩脊柱上的俞穴、命门、阳关等穴位，有助于调节肾阴，滋助肾阳，生精补髓，可防治生殖泌尿系统方面的慢性疾病。再次，足太阳膀胱经循行于脊椎两旁，联络肾，与肾相表里，推摩八髎、委中、承山等穴，能疏通经气，调和气血，对潜伏在膀胱经上的疾病，如头晕、腰背酸痛、股关节伸屈不灵等，都有较好的防治作用。

总之，人到老年，肾的精气衰减，生理功能和生殖能力随之减退，形体也逐渐衰老。在病理上，凡生长发育和生殖能力表现异常，都与肾气虚衰相关，因此，人们必须重视肾气的盛衰，调养人体先天之本，以求固肾壮腰，延缓衰老。

第七式　攒拳怒目增气力

本式通过"攒拳怒目"的动作达到增强气力的目的。其动作柔和缓慢，圆活连贯，松紧结合，动静相兼，神与形合，气寓其中。

肝藏血，主疏泄，在体为筋，开窍于目。如《素问·五脏生成》说："人卧血归于肝，肝受血而能视，足受血而能步，掌受血而能握，指受血而能摄。"元代医家朱丹溪《格致余论》提出："主闭藏者，肾也，司疏泄者，肝也。"本式中的"怒目瞪眼"可刺激肝经，使肝血充盈，肝气升发。"筋为肝所主"，肝在体合筋，指全身筋的活动都依赖于肝之阴血的濡养及肝气之升发，《素问·痹论》说："筋痹不已，复感于邪，内舍于肝。"通过习练"攒拳"动作导引，左右冲拳，前后拉动手臂筋脉，有助于改善肝藏血和调节血液流量的功能。同时攒拳，两腿下蹲十趾抓地，双手攒拳、旋腕，手指逐渐强力抓握等动作，可刺激手、足三阴三阳十二经脉的俞穴和督脉"阳脉之海"，从而调畅经脉气血，使全身肌肉、筋脉受到牵张拉动，达到全身筋肉壮实、气力增加的效果。

第八式　背后七颠百病消

本式通过"背后七颠"的颠足动作，达到调节脏腑气血功能和消除百病的目的。

足三阴三阳经在足趾末端交会，相应的脏腑有脾、胃、肾、膀胱、肝、胆。脚趾抓地可以刺激经络，使气血畅通，调节相应脏腑的功能。

人体在放松情形下，做颠足运动，五脏六腑在胸腹腔中得到有规律地上下震动，使之气血得以充分的宣导，改善三焦疏通水道，运行水液。如《素问·经脉别论》说："饮入于胃，游溢精气，上输于脾，脾气散精，上归于肺，通调水道，下输膀胱，水精四布，五经并行。"同时又可轻度刺激下肢及脊柱各关节内外结构，并使全身肌肉得到放松复位，有助于解除肌肉紧张。脊柱为督脉存在之所，故可对督脉起到一定的刺激。督脉具有统率、督促全身阳经脉气的作用，能调整人体的阴阳平衡，故有"总督诸阳"和"阳脉之海"的说法。由此可知，该动作可改善人体各脏腑的气血运行，促进脏腑的生理功能，调节人体的阴阳平衡，从而达到保健康复的作用。

收势

把通过练功激荡起来的气机进一步梳理并收归丹田，全身松静，气定神宁，便可结束练功。

上述八节功法，以形带意，以意领气，引导全身气机的开合运动，促进机体形、气、神的协调统一。

3. 易筋经

易筋经是少林寺众僧演练的最早功法之一，经过千余年的实践证明，确有养生之益，据传是达摩所创。习练此功法，可以使人体的神、体、气三者周密地结合起来，使五脏六腑、十二经脉及全身得到充分的调理，有平衡阴阳、舒筋活络、增强人体各部生理的功效，从而达到健体、抗疫祛病、抵御早衰、延年益寿的目的。"易"是变通、改换、脱换之意，"筋"指筋骨、筋膜，"经"则带有指南、法典之意。

预备式

预备姿势为两脚并拢站立，两手自然垂于体侧；下颏微收，百会虚领，唇齿合拢，舌自然平贴于上颚；目视前方。要求全身放松，身体中正，呼吸自然，目光内含，心平气和。

第一式　韦陀献杵第一势

这一式由预备势的静，开始过渡到动。两脚分开成自然开立姿势，以启动气机的条畅运行。这时四肢均衡自然，气血运行流而不滞，利于经脉之气畅达于四肢。

两手臂前抬平举屈肘回收，同时松肩虚腋，可以调动人体的手三阳三阴之经气的流动，使手部气血通畅。腋下有脾之大络——大包。松肩虚腋，可以有效地放松此穴位，从而对全身之络脉起到调节作用，有利经气的流通。

两掌合于胸前，与膻中同高。中医认为膻中是人体八会穴之一，为人体之气会，具有理气安神的功效。掌合十于胸前，可起到气定神敛、均衡身体左右气机的作用。

第二式　韦陀献杵第二势（两臂横担）

本式通过对上肢伸展及双掌的外撑，进一步对手三阴三阳经脉进行梳理。通过扩展胸部，畅通心肺之气，改善呼吸功能，加强气血运行。

中医认为，心主血脉，心有所主，输血于脉，血液充盈，血行正常，则面色红润光泽，脉象和缓有力，胸部舒畅。因此，此势对于心胸部位的病变，如血流受阻、气滞血瘀为主导致的心前区憋闷等，具有很好的效果。

肺主气，司呼吸，《素问·五脏生成》有云："诸气者皆属于肺。"肺不仅仅呼吸自然界的清气，同时还主一身之气，参与宗气的生成，并调节着全身气机的升降出入；而且肺朝百脉，对于血液的运行以及血液的敷布具有推动作用。因此，舒展扩拉胸部，有利于肺的锻炼，从而加强肺的生理功能，有效地缓解胸闷、心悸等症状。

第三式　韦陀献杵第三势（掌托天门）

本式通过下肢接踵和上肢撑举的动作导引，可调理三焦之气。"三焦"是中医的一个术语，其义有二：

一是指六腑之三焦，是分布于胸腹中的一个大腑。因其不与五脏相匹配，又称"孤腑"，其中空有腔。《类经·藏象类》云："然于十二脏之中，唯三焦独大，诸脏无与匹者，故名曰是孤之府也……盖即脏腑之外，躯体之内，包罗诸脏，一腔之大腑也。"《难经·六十六难》又云："三焦者，原气（又称元气）之别使也，主通行三气，经历于五脏六腑。"三焦通行元气，运行水液。气的升降出入，津液的输布与排泄，都有赖于三焦的通畅。三焦出于肾系，上连于肺，属于表里之间。上下之机莫不由三焦升降；表里之气莫不由三焦出入。

三焦与腠理相同，其运行的元气与津液向外流入腠理，濡润肌肤，保持着人体与外界气体的交换。

此处对于三焦的理解应兼而有之，习练者通过双手的上撑，前脚掌支撑，力达于四肢，既可以牵引少阳三焦经络之气，又对三焦的膜腔进行伸拉，以发动少阳之气，促进气血的运行。与此同时对于其相应的脏腑通过抻拉进行"按摩"，以激发五脏之气，增强脏腑功能。

由于人体的上下四肢，分别有手足三阴三阳经分布，躯干除前后有足三阴三阳经外上有任督二脉循行，力达于四肢，使经气运行周身，对人体的十四经及相关的络脉、经筋、皮部，也可进行很好的调整。

动作当中意想通过"天门"观注两掌，使神与形合，全身上下气机一体。

第四式　摘星换斗势

本式腰部和手臂的转动较多，通过阳掌转换阴掌（掌心向下）的动作与转腰协调配合，可以使腰部得到充分的锻炼。

中医认为，腰为肾之外府，肾乃先天之本，是储藏先天之精和先天之气的地方，对于人的生长和生殖发育具有至关重要的作用。本式通过腰部的转动及形体导引，同时运用意识，神注庄中，目视掌心，意存腰间命门，照顾上下，将发动的真气收敛，下沉于腰间两肾及命门，可以激发和振奋阳气，达到强腰健肾的功效。

本式动作要求转身以腰带肩，以肩带臂，力发命门，引动真气。古人说"力发于足，主宰于腰，形于四肢"，又说"力发始于轴（腰）、根基脚下求、中气贯周身、内力达于手"，转身动作要以腰带肩，以肩带臂，力发命门，引动真气。腰部放松可使气血流通，保证全身活动的功能。

第五式　出爪亮翅势

本式通过伸臂推掌、屈臂收掌等一系列导引动作，以畅通胸肺之气，增强肺脏功能。中医认为，肺具有主气而司呼吸的生理功能。《素问·六节藏象论》

云："肺者，气之本。"肺主全身之气，通过肺的呼吸运动，可以引导全身气机的开合出入。云门、中府两穴为肺经之要穴，位于胸部，紧邻于肺。本式通过推掌展臂，反复启闭云门、中府等穴，以宣畅肺气，促进外界自然之气与人体真气在胸中交汇融合，并引导全身气机的开合出入。此外，中府为中气所聚，又为肺之募穴，脏气结聚之处，肺、脾、胃合气于此穴。因此，通过本式的锻炼，也使得内外之气得以很好的沟通。

本式中出掌和收掌动作的意念活动，要求推掌时先轻如推窗，后如排山；收掌时如海水还潮，其意在于通过意识导引，形与神合，引导全身气机的开合出入。并且推掌时自然呼气，收掌时自然吸气，其意亦在于此。而出掌时的荷叶掌（五指伸直张开），收掌于云门时的柳叶掌（五指伸直并拢），都为导引气机开合的有效方法。

第六式　倒拽九牛尾势

倒拽九牛尾势主要通过腿、腰、肩、臂、腕及手指的配合活动，达到内练脏腑、外壮筋骨的目的。通过腕关节、手臂、腰胯的旋转，以及手指、脚趾和腿部的屈伸用力变化，对手三阴三阳经及足三阴三阳经也能起到刺激的作用，以利畅通经络、调和脏腑，达到行气血、营阴阳、濡筋骨、利关节的目的。

本式在对腰扭动的同时，还带动肩胛部活动，充分刺激了背部足太阳经脉上的多个脏腑的穴位，以及夹脊等经外奇穴。夹脊是人体背部第一胸椎至第五腰椎棘突下两侧、后正中线旁开 0.5 寸的穴位，左右各 17 穴，共 34 穴。其治疗范围广泛，上胸部穴位治疗心肺疾病；下胸部穴位治疗脾胃肝胆疾病；腰部穴位治疗腰腹及下肢疾病。此式功法可以有力地刺激夹脊等多个穴位，因而对于人体的脏腑具有很好的调节作用。总体来看，其对于胸部活动幅度较大，因此还可以有力刺激肺俞、心俞等穴位，对于心肺具有较好的锻炼作用，防治心肺疾病效果较佳。

从脏象学说角度来讲，本势主要功能在于畅通夹脊、调和脏腑气机。动作规范导引对腰扭动，带动肩胛部活动，可充分刺激背部膀胱经脉上的脏腑穴位，及夹脊经外奇穴，对脏腑具有很好的调节作用。四肢上下协调活动，以腰带肩，以肩带臂，力贯双膀，通过旋转抻拉，胸部较大幅度的活动，对于心肺具有较好的调和作用，防治心肺疾病效果较好。

第七式　九鬼拔马刀势

本式对于身体的扭曲伸展较多，对背部拉抽和扭转幅度也较大，因而锻炼部位较为广泛，尤其是对脊柱的伸拉锻炼。在背部脊柱两侧的足太阳膀胱经上，分布了五脏六腑的背俞穴。背俞穴全部分布于背部足太阳经第一侧线上，即后正中线（督脉）旁开 1.5 寸处。各脏腑的背俞穴与相应的脏腑位置基本对应，如肺俞、心俞、肝俞、脾俞、肾俞五个背俞穴所处位置的或上或下，即与相关内脏的所在部位是对应的。如肺在五脏中位置最高，故肺俞在五脏背俞穴中亦位居最高；肾的位置最低，故肾俞的位置也相应最低。背俞穴，乃五脏六腑之精气输注于体表的部位，是调节脏腑功能、振奋人体正气的要穴。

本式通过身体的扭曲、伸展等运动，尤其是通过背俞穴，调动脏腑气机，引导全身真气开、合、启、闭，使五脏六腑的功能活动协调有序，气机升降和畅。前面出爪亮翅势着重于气机的开合出入，本式及下一式（三盘落地势）则注重气机的升降。本式功法对于脖颈的扭转以及对背部的扭伸，还有力地刺激了玉枕、夹脊等重要穴位，有助于督脉气机的通畅。

第八式　三盘落地势

本式动作对于下肢的活动比较大，同时要求上肢也相应地予以配合，随着身体的升降，调整体内气机的活动。

中医认为，气可归纳为升、降、出、入四种基本运动形式。气机的升降出入对于人体的生命活动至关重要。人体的先天之气、水谷之气以及吸入自然界的清气，都必须经过升降出入才能散布全身，发挥其生理功能，人体的脏腑、经络、形体、官窍的生理活动也必须依靠气的运动才能完成。《素问·六微旨大论》云："出入废则神机化灭，升降息则气立孤危。故非出入，则无以生长壮老已；非升降，则无以生长化收藏。"可见其对于人体生命活动的重要性。此节功法三起三落，逐步加大下蹲力度，使脏腑之气机调和，升其所升，降其所降，使心肺之气降，使肝肾之气升，脾胃之气枢转有权，从而起到促使心肾相交、肝肺气机通达、脾胃升降稳固的作用。

此节功法在动作起落过程中调节体内气机，呼出浊气，吸取自然之清气，完成与自然界的气体交换，有利于增强人体的生理活动。此节功法充分运用四肢力量，下蹲时两掌如负重物，起身时如托千斤，有增加内气之功。中医认为脾主四肢，通过对四肢的锻炼，可以增强脾脏功能。另外，本式动作下蹲时配合口吐"嗨"音，通过音声导气，使气机下潜于丹田。

第九式　青龙探爪势

本式名称中的"青龙"，在中国古代的四方神之中，位居东方。中医认为，肝在五行之中属木，在方位上合于东方，在色则合于青色，因此本式动作主要是针对肝脏。中医认为，肝主疏泄而藏血，为刚脏，为将军之官，有刚劲之性，喜条达舒畅而恶抑郁。本式功法根据肝脏的生理特点，通过转身、左右探爪及身体的前屈，可使人体的两肋交替松紧开合。从中医经络角度来看，足厥阴肝经分布于胁肋。通过对两胁肋的锻炼，可以起到疏肝理气、调畅情志的功效。

从肝脏与形体的关系来看，中医认为肝在体为筋。本式动作中的左右探爪，使人体之筋得到充分的拉伸，有利于对肝经的锻炼，增强其生理功能。动作中要求目随"爪"走，意存"爪"心，是使神注庄中、气随庄动、引导肝气舒展流通。

本式动作中两手握固，拳轮贴于章门，可以起到借肝气舒展脾土的功效。章门为肝经之穴，为八会穴之脏会，亦为脾之募穴，为脾之精气结聚之处。由于"五脏禀于脾"，脾为后天之本，为精、气、血、津液化生之源。故本式展转身躯，左右探爪后收拳于章门，乃借助肝气的疏泄调达而运化脾土，强化脾胃气血生化之源的生理功能。

第十式　卧虎扑食势

从中医经络学角度来讲，虎扑之势，胸椎、腰椎波浪式的泳动动作，对任督二脉具有极好的抻拉功效。身体的后仰，胸腹的伸展，使任脉得到舒展和调养，也激活了手足经气。

虎扑动作犹如中医按摩的捏脊和抖动疗法，对经筋、皮部具有相当大的刺激，对调理任督二脉及手三阴三阳经，畅通气血具有良好的作用，是松解关节、放松肌肉的重要方法。再如虎扑，从经络学说角度分析，人体前面胸腹部主要有任脉、冲脉、阴维、阴跷及足三阴、手三阴等经脉。中医认为"任脉为阴脉之海"，统领全身阴经之气。通过本势两手"虎爪"十指伸展下按着地，同时身体后仰、伸展胸腹的姿势，可使任脉得以疏伸及调养，同时可以调和手足三阴及阴维、阴跷之气。可见，本势功法具有刺激任脉，畅通气血，进而调理全身阴经之气，提高内力，同时增强外部腰腿肌肉力量和柔韧性，起到强健腰腿的作用。

从脏腑的角度来讲，此势功法既有弓腰背，又有伸胸腹的动作，因而对于五脏六腑都具有较好的按摩作用，具有从整体上调整脏腑功能的特点。并且本式的"扑食"动作要求以"虎爪"着地，顺势逐步塌腰、挺胸、抬头、瞪目以体现虎之神威，以激发肝气的条达，通过肝气疏泄全身气机。本式功法对腰部锻炼强度较大，具有强健腰肾的功效，同时能改善腰腿肌肉活动功能，起到强壮腰腿的作用。

第十一式　打躬势

本势主旨在于柔脊固肾。中医认为，脊柱是督脉升阳通道。腰为肾之府，脊为肾之路。功法导引具有很强的针对性，对脊柱有很好的锻炼作用。

本式动作以体前屈和后展动作为主。体前屈时，脊柱自颈向前拔伸卷曲如勾；后展时，从尾椎向上逐节伸展。因此，本节功法对于脊柱具有很好的锻炼作用。中医认为，脊柱是督脉的主要循行路线。督脉起于胞中，下出会阴，经尾闾沿脊柱上行，至颈后风池进入脑内，沿头部正中线经头顶、前额、鼻至龈交止。督脉总督一身阳经之气，对全身阳经的气血起到调节作用，故称之为"阳脉之海"。本式功法具有很强的针对性，立足于对脊柱的锻炼而达到疏通督脉的作用，脊柱督脉通达，可强腰固肾，使全身经气发动，阳气充足，精力充沛，从而达到强身健体的良好功效。

此节功法俯腰、体前屈的动作还可有力地拉伸足太阳经脉，有利于疏通背部及下肢的经气，对于各种脏腑疾病和下肢疾患有一定的防治作用。

此节的俯身运动，对于腹部具有良好的挤压按摩作用，可增强脾胃功能，防治消化系统疾病。此节还强化腰部的锻炼，可起到强壮腰肌、固肾强精的作用。其"鸣天鼓"的动作对于脑后颈部穴位进行刺激，具有醒脑、聪耳、消除大脑疲劳的功效。

第十二式　掉尾势

本式功法着重于腰部命门及尾闾的锻炼，使将前面各势运动展开的全身气机收归丹田。本式动作通过躯体前屈塌腰，以命门向小腹内丹田挤压，引气归丹田；通过抬头、掉尾的左右摆动，调整任督二脉；目视尾闾，头尾相应，导引全身气机归于丹田，起到培本固元的作用。因于任督二脉之气充足，全身之气也因之而充盈流畅，使得练功后全身舒泰。

收势

收势的目的在于把通过练功激荡起来的气机进一步梳理并收归丹田。收势动作舒缓，通过上肢的上抱下引动作，使气回归于小腹丹田内。第一、第二次双手捧气导引下行至腹部后，以意念继续引导下行，经脚心涌泉入地，其目的在于平衡全身气机，最后一次捧气导引下行则意念随双手下引至腹部丹田，在此意守片刻，使气归丹田，全身松静，气定神宁，便可结束练功。

温馨提示：市场上教授《太极拳》《八段锦》《易筋经》的媒体视频较多，每个老师示范的动作稍有区别，但基本动作和功效如上述，读者朋友可选择学习运动养生，贵在持之以恒。

（三十）时令养生：按照春夏秋冬四时节令的变化，采用相应的养生方法

我们共同生活在自然界中，大自然的阳光、空气、水、温度、磁场、引力等，构成了人类赖以生存、繁衍的最佳环境，正如《素问·宝命全形论》说："人以天地之气生，四时之法成。"同时，自然环境的变化又可直接或间接地影响人体的生命活动。故《灵枢·邪客》说："此人与天地相应者也。"

一年之中自然界气候变化的规律是春温、夏热、秋凉、冬寒。自然界的生物在这种规律性气候变化的影响下，出现春生、夏长、秋收、冬藏等相应的适应性变化，而人体生理也随季节气候的规律性变化而出现相应的适应性调节。但是如果气候变化过于剧烈或急骤，超越了人体的适应能力，或机体的调节功能失常，不能对自然环境的变化做出适应性调节时，就会导致疾病的发生。

综上所述，气候变化影响着人体的生理、心理和病理变化，故在养生防病中，要顺应四时气候变化的规律，"法于四时""四气调神""春夏养阳，秋冬养阴"，以与自然环境保持协调统一，使精神内守，形体强壮。在气候变化剧烈或急骤时，要"虚邪贼风，避之有时"，防止病邪侵犯人体而发病。

1. 春季养生

（1）饮食：要根据个人体质进行选择，普通健康人群不主张大量的进补。身体特别虚弱的人可以在大夫辨别体质情况下指导膳补。对于健康人群而言，春季饮食要注意清淡，不要过度食用干燥、辛辣的食物。同时，因为此时阳气上升容易伤阴，因此要特别注重养阴，可以多选用百合、山药、莲子、枸杞子等食物。"吃啥补啥"，现代研究认为，一些动物器官与人体器官在结构功能，物质构成上基本一致，所以当我们食用后，能被人体相应器官利用，增强器官功能。因此肝气虚的朋友，可以适量吃一些猪肝、鸡肝、鹅肝、鸭肝，但一定要保证饮食卫生。

（2）起居：春天的三个月，是自然界万物复苏，各种生物欣欣向荣的季节。人们也要顺应自然界的规律，晚睡早起，起床后要全身放松，在庭院中悠闲地散步以舒畅自己的情志。人们从冬季已经习惯了的"早睡晚起"，过渡到春季的"晚睡早起"要有一个逐渐适应的过程，不要太急于转变，而要顺应自然界的昼夜时间变化而逐步转变自己的睡眠习惯。

（3）锻炼：春季的运动养生保健是恢复身体"元气"的最佳时节。由于寒冷的冬季限制人们的运动锻炼，使机体的体温调节中枢和内脏器官的功能，都有不同程度的减弱，特别是全身的肌肉和韧带，更需要锻炼以增强其运动功能。春季人们应该进行适当的运动，如散步、慢跑、体操、太极拳等，保持体内的生机，增强免疫力与抗病能力。

不过，春天的气候呈现温差大、风大的特点，要注意防风御寒，因此在遇到强风时要适当地减少外出锻炼，防因锻炼不慎致病。

（4）情志：中医理论认为肝属木，与春季相应，生理特性为"喜条达而恶抑郁"，故有"大怒伤肝"之说。肝的生理特点是喜欢舒展、条畅的情绪而不喜欢抑郁、烦闷。在春季情志保健重点是保持自己的心情舒畅，努力做到不着急、不生气、不发怒，以保证肝的舒畅条达。

春季养生，情绪上要乐观，不宜抑郁或发怒，不要过分劳累，以免加重肝脏负担。有肝脏疾患的人，要做到心宽、心静。在繁忙浮躁和充满诱惑的尘世纷扰下，要做到"恬然不动其心"，就能保持机体内环境的稳定，防止心理疾病的发生。

（5）春季养生禁忌：①忌春捂不当。②单鞋不要过早穿。③雾天不宜锻炼。④忌上火就用清热解毒药物。⑤忌吃得太酸太辣。⑥忌门窗紧闭。

2. 夏季养生

（1）饮食：饮食以清补为主。唐朝的孙思邈提倡人们"常宜轻清甜淡之物，大小麦曲，粳米等为佳"他又说："善养性者……常须少食肉，多食饭。"在强调饮食清补的同时，告诫人们食勿过咸、过甜，尽量少吃大鱼大肉或油腻辛辣食物。夏季养生应注意减酸增苦，调理脾胃，不可贪凉。含苦味的菜蔬可下火，增进食欲，如苦瓜、苦菊、山苦荬（苦菜）、生菜等。寒冷食物会使胃黏膜快速收缩，甚至导致胃肠痉挛，引发疼痛、腹胀、腹泻，伤脾伤胃。应多喝绿豆粥、百合粥、小米粥，多食蔬菜、水果，补充维生素与人体所需的矿物质，提高机体的抗病能力，既能保健又能食疗，达到祛暑、降温、解表的作用。

（2）起居情志：做好精神调养。应按时休息，顺应这个时节昼长夜短的特点，晚睡早起，养成午休的习惯，使精神保持轻松、愉快的状态。因为此时气候开始炎热，是消耗体力较多的季节，午休可助祛除疲劳，有利于健康。且"暑易入心"，要有意识地保持神清气和、心情愉快的状态，忌大悲大喜、恼怒忧郁，以免伤身伤神。随时为自己营造一份愉悦的心境，这样可使气血通畅，振奋精神。

（3）及时为身体补水：夏季高温闷热，人体易出汗，多喝水既补充水分，也起到一定的排毒作用。在避开太阳直晒、做好防暑工作的情况下，适当地接受阳光照射，以顺应阳气的充盛。勤换衣衫、勤洗澡，可使皮肤疏松，身心也得到适当放松，以"泄"过盛阳热。但须注意的一点，在出汗时不要立即洗澡。中国有句老话，"汗出不见湿"，若"汗出见湿，乃生痤痱"。

夏季养生，除做到以上几点，还应注意增强体质，避免季节性疾病和传染病的发生，如中暑、流行性腮腺炎、水痘等疾病。当人体大量出汗后，不要立刻喝过量的白开水或糖水，可喝些果汁或糖盐水，以防止血钾过分降低。

3. 秋季养生

（1）饮食：秋季膳食要以滋阴润肺为基本原则。年老胃弱者，可采用晨起食粥法以益胃生津，如百合莲子粥、银耳冰糖糯米粥、杏仁川贝糯米粥、黑芝麻粥等。此外，还应多吃一些酸味果蔬，少吃辛辣刺激食品，这对护肝益肺是大有好处的。

立秋之后应尽量少吃寒凉食物或生食大量瓜果，尤其是脾胃虚寒者更应谨慎。夏秋之交，调理脾胃应侧重于清热健脾，少食多餐，多吃易消化食物。少吃辛辣刺激、油腻类食物。秋季调理一定要注意清泻胃中之火，以使体内的湿热之邪从小便排出，待胃火退后再进补。

（2）起居：宜早睡早起。早睡以顺应阴精的收藏，早起以舒达阳气。近代研究表明，秋天适当早起，可减少血栓形成的机会；起床前适当多躺几分钟，舒展活动一下全身，对预防血栓形成也有重要意义。

（3）锻炼：秋天气候渐冷，衣服不可一下增加过多，有意让机体冻一冻，经受一些寒凉之气的锻炼，这也是增强机体对冬季寒冷气候的适应能力的重要方法。金秋时节天高气爽，是运动锻炼的好时期，尤其应重视耐寒锻炼，如早操、慢跑、冷水浴等，以提高对疾病的抵抗力，但要避免剧烈运动。

（4）预防：

1）预防秋乏：俗语说得好，"春困秋乏"。秋乏，是补偿夏季人体超常消耗的保护性反应，常表现为倦怠、乏力、精神不振等。防秋乏的最好办法就是适当地进行体育锻炼，但要注意循序渐进；保持充足的睡眠，亦可防秋乏。

2）预防秋燥：秋天雨水较少，天气干爽，人体容易虚火上延出现"秋燥"，中医认为，燥易伤肺，秋气与人体的肺脏相通，肺气太强，容易导致身体的津液不足，出现诸如津亏液少的"干燥症"，比如皮肤干燥，多有咳嗽。防秋燥，重在饮食调理，适当地选食一些能够润肺清燥、养阴生津的食物，例如酸角、西番莲、梨、甘蔗、荸荠、百合、银耳等。

3）预防感冒：秋季感冒增多，预防感冒，首先要根据气温变化适当增减衣服，尤其是老年人更要注意；其次室内的空调温度不要过低，一般在27℃±1℃最好。秋季是疾病的高发期，遇到疾病一定要及时就医以免耽误病情。

（5）适时进补：中医治疗原则是虚者补之，虚证患者不宜擅用补药。虚证又有阴虚、阳虚、气虚、血虚之分；对症服药能补益身体，否则适得其反。还要注意进补适量，忌以药代食，提倡食补。秋季食补以滋阴润燥为主，例如乌鸡、猪肺、龟肉、燕窝、银耳、蜂蜜、芝麻、核桃、藕、秋梨等。这些食物与中药配伍，则功效更佳。

（6）注意养阴：秋季天气干燥，秋季养生要注意养阴。秋天养阴，一是要多喝水，以补充夏季丢失的水分。二是要多接地气，秋季我们要多走进大自然的怀抱，漫步田野、公园，这都有助于养阴。三是要避免大汗淋漓。汗出过多会损人体之"阴"，因此，秋季锻炼要适度。

4. 冬季养生

（1）饮食：

1）原则：冬季饮食应遵循"秋冬养阴""养肾防寒""无扰乎阳"的原则，饮食以滋阴潜阳、增加热量为主。

2）养肾为先：寒气内应肾。肾是人体生命的原动力，是人体的"先天之本"。冬季，人体阳气内敛，人体的生理活动也有所收敛。此时，肾既要为维持冬季热量支出准备足够的能量，又要为来年储存一定的能量，所以此时养肾至关重要。饮食上要时刻关注肾的调养，注意热量的补充，要多吃些动物性食品和豆类，补充维生素和无机盐。如狗肉、羊肉、鹅肉、鸭肉、大豆、核桃、栗子、木耳、芝麻、红薯、萝卜等均是冬季适宜食物。

3）温食忌硬：黏硬、生冷的食物多属阴，冬季吃这类食物易损伤脾胃。而食物过热易损伤食管，进入肠胃后，又容易引起体内积热而致病；食物过寒，容易刺激脾胃血管，使血流不畅，故影响其他脏腑的血液循环，有损人体健康，因此，冬季饮食宜温热松软。

4）增苦少咸：冬天肾的功能偏旺，如果再多吃一些咸味食品，肾气会更旺，从而极大地伤害心脏，使心脏力量减弱，影响人体健康。因此，在冬天，要少食用咸味食品，以防肾水过旺；多吃些苦味食物，以补益心脏。增强肾脏功能，常用食物有槟榔、橘子、猪肝、羊肝、大头菜、莴苣、醋、茶等。

（2）起居：

1）睡眠调节：冬季作息时间应"早睡晚起"，起床的时间最好在太阳出来之后。因为早睡可以保养人体阳气，保持温热的身体，而迟起可养人体阴气。待日出再起床，就能躲避严寒，求其温暖。睡觉时不要贪暖而蒙头睡。被窝里的空气不流通，氧气会越来越少，时间一长，空气变得浑浊不堪。人在这样的环境中睡觉，就会感到胸闷、恶心或从睡梦中惊醒、出虚汗，第二天会感到比较疲劳。

2）冬保三暖：①头暖。头部暴露受寒冷刺激，血管会收缩，头部肌肉会紧张，易引起头痛、感冒，甚至会造成胃肠不适等。②背暖。寒冷的刺激可通过背部的穴位影响局部肌肉或传入内脏，危害健康。除了引起腰酸背痛外，背部受凉还可通过颈椎、腰椎影响上下肢肌肉及关节、内脏，引发各种不适。③脚暖。一旦脚部受寒，可反射性地引起上呼吸道黏膜内的毛细血管收缩，纤毛摆动减慢，抵抗力下降。后果是病毒、细菌乘虚而入，大量繁殖，使人感冒。

（3）情志：保持心情宁静，无怒无喜，无悲无忧，偶尔有些想法也建议沉淀在心里，待开春再实现。现在常见冬天许多商家开业，请大妈锣鼓队贺彩，经常有一些大妈打完鼓后头晕而就诊，这和冬天情绪升发太过有一定关系。

（4）运动锻炼：冬天，因为气候寒冷，许多人不愿意参加体育运动。但正如俗话所说："冬天动一动，少闹一场病；冬天懒一懒，多喝药一碗。""冬练三九，夏练三伏；冬天增力，夏天增气。"这些都说明，冬季坚持体育锻炼，非常有益于身体健康。

耐寒锻炼有益于人体，对人体的循环、呼吸、消化、运动、内分泌系统都有帮助，从而能减少冠心病、脑血管意外、感冒、咳嗽、关节炎、肥胖病等疾病的发生。对于年轻人来说，耐寒还可以锻炼人的坚强意志和顽强精神，尤应提倡。

人的耐寒能力虽然是有一定限度的，体质不同的人对寒冷刺激的反应也是有差别的，但通过锻炼可以提高机体对寒冷的耐受性这一点是可以肯定的。如何迈开耐寒锻炼的第一步？这个问题等寒冷到来之后再考虑就晚了。因为气温的变化是逐渐由高到低的，人们的锻炼也必须采取逐步使机体适应寒冷的办法。如果一个人能坚持从热天到冷天每天清晨不间断地到野外走一走，深沉地去呼吸一下室外的新鲜空气，那他的耐寒能力也是会逐渐提高的。如果再随着气温降低加上活动量逐步升级的其他形式的体育锻炼，如跑步、打球、登山等，人们就会虽在冷处不觉冷了。古人总结出的"秋冻"方法，实质上是对机体耐寒能力适应性的锻炼。

运动前不要忘记做准备活动。因为在寒冷条件下，人体的肌肉僵硬，关节的灵活性差，易发生肌肉拉伤或关节挫伤。运动强度要安排得当，特别是跑步的速度要由慢到快地逐渐增加，运动量的大小要因人而异，循序渐进，尤其是年老体弱多病者、青少年和儿童，运动强度一定不要过大。运动时最好不要用口呼吸，而用鼻子。因为经过鼻子过滤后的冷空气，既清洁、湿润，又不过冷，这样对呼吸系统能起到良好的保护作用。

（三十一）经穴养生：根据中医经络理论，按照中医经络和腧穴的功效主治，采取针、灸、推拿、按摩、运动等方式，达到疏通经络、调和阴阳的养生方法

经络是经脉和络脉的总称。经络是运行全身气血，联络脏腑形体官窍，沟通上下内外，感应传导信息的通路系统，是人体结构的重要组成部分。

经络是人体的天然药库，其中经脉包括十二经脉、奇经八脉、十二经别，我们通过采用针、灸、推拿、按摩、运动等方式作用于腧穴，用于防病治病。

十二经脉通过手足阴阳表里经的连接而逐经相传，构成了一个周而复始、

如环无端的传注系统。气血通过经脉即可内至脏腑，外达肌表，营运全身。其流注次序是：从手太阴肺经开始，依次传至手阳明大肠经、足阳明胃经、足太阴脾经、手少阴心经、手太阳小肠经、足太阳膀胱经、足少阴肾经、手厥阴心包经、手少阳三焦经、足少阳胆经、足厥阴肝经，再回到手太阴肺经。其走向和交接规律是：手之三阴经从胸走手，在手指末端交手三阳经；手之三阳经从手走头，在头面部交足三阳经；足之三阳经从头走足，在足趾末端交足三阴经；足之三阴经从足走腹，在胸腹腔交手三阴经。

十二经脉在体表的循行分布规律是：十二经脉在体表左右对称地分布于头面、躯干和四肢，纵贯全身。凡属六脏（心、肝、脾、肺、肾和心包）的阴经分布于四肢的内侧和胸腹部，其中分布于上肢内侧的为手三阴经，分布于下肢内侧的为足三阴经。凡属六腑（胆、胃、大肠、小肠、膀胱和三焦）的阳经，多循行于四肢外侧、头面和腰背部，其中分布于上肢外侧的为手三阳经，分布于下肢外侧的为足三阳经。手足三阳经的排列顺序是："阳明"在前，"少阳"居中，"太阳"在后；手足三阴经的排列顺序是："太阴"在前，"厥阴"在中，"少阴"在后（内踝上8寸以下为"厥阴"在前，"太阴"在中，"少阴"在后）。

十二经脉的名称是由手足、阴阳、脏腑三部分组成。其中：手三阴经包括手太阴肺经、手少阴心经、手厥阴心包经，手三阳经包括手阳明大肠经、手太阳小肠经、手少阳三焦经，足三阳经包括足阳明胃经、足太阳膀胱经、足少阳胆经，足三阴经包括足太阴脾经、足少阴肾经、足厥阴肝经。

十二经脉具有运行气血、连接脏腑内外、沟通上下等功能，无论感受外邪或脏腑功能失调，都会引起经络的病变。因此，了解十二经脉的循行、功能和发病情况，对防病治病均有重大的意义。

1. 手太阴肺经

（1）中医的"肺"

1）肺主皮毛：就是皮肤毛孔的疾病是肺在管。例如盗汗、发热、自汗等。

2）肺开口在鼻：例如鼻渊，西医命名为鼻炎，在临床治疗时的一个重要原则是鼻病除了在鼻部治疗，更重要的是治肺。

3）肺与大肠相表里：食积咳嗽的小孩往往伴有腹胀，这时候揉揉肚子，腹气一通，咳嗽往往得到缓解。

3～5点是肺经的当令时间。经常在凌晨3～5点醒，5点后才能再睡的人，是肺经不畅的表现。

肺主忧主悲。肺气虚弱的人往往容易产生悲伤的情绪，《红楼梦》的林黛玉就是其中的代表。

（2）肺经养生要穴：

1）中气不足，就找中府：

中府：在胸部，平第一肋间隙，前正中线旁开6寸（先找到位于锁骨下窝的云门，从云门直下1寸就是中府）。

中府是肺经的募穴，是肺脏气血直接输注的地方，最能反映肺的情况，所以它是诊断和治疗肺病的重要穴位之一，经常用来诊治疗咳嗽、气喘、胸痛等疾病。

2）肩背疼，找云门：

云门：在胸前壁的外上方，锁骨下窝凹陷处，距前正中线6寸处。（站立在镜子前，露出锁骨，双手一起叉腰，肘关节向前微倾，会看到两侧锁骨下各出现一个凹陷，这个凹陷的中心点就是云门）。

当感到气不够用，憋气、呼吸困难时，不妨多按摩这个穴位。特别是当出现了咳嗽、哮喘、胸痛、胸闷等症状时，多刺激云门。另外，对于肩背疼痛，甚至肩周炎等疾病，云门都具有很好的缓解和治疗作用。

3）对摩鱼际，是预防感冒的良方：

鱼际：在手外侧，第一掌骨中点桡侧赤白肉际处。（我们的手臂拇指的一侧称为桡侧，手掌和手背交界处有一条线叫赤白肉际，两边的颜色是不一样的。先找到桡侧的赤白肉际，鱼际就在拇指根部到手掌根部这一段赤白肉际的中点上）

对摩双侧鱼际可激发肺经的经气来预防感冒。一般搓到觉得头上或者身体上有微微汗出的感觉就可以了，可以改善易感冒、易疲劳、咽痛、打喷嚏、流清涕、咳嗽等感冒初期症状。

4）列缺是头项酸痛的特效药：

列缺：是在桡骨茎突上方，腕横纹上 1.5 寸处的凹陷中。（列缺的取法称为"叉手寻列缺"，两手的虎口自然平直交叉，一手食指压在另一手的桡骨茎突上，食指指尖下的凹陷就是列缺）。

列缺除了治疗头部和脖子的疼痛、酸麻胀痛以外，还有排毒和美容的功效。治疗痤疮、黄褐斑等皮肤疾病，每晚睡前轻轻敲打足三里和列缺两穴。

2. 手阳明大肠经

（1）中医的"大肠"：凌晨 5 ~ 7 点是卯时，该大肠活跃了，古语形容这个时候是"天门开"。在中医里，认为大肠与肺互为表里，大肠为表，肺为里。肺将充足的新鲜血液布满全身，紧接着促进大肠经进入兴奋状态，完成吸收食物中的水分与营养、排出糟粕的过程。

1）大肠主津，传导糟粕：《圣济总录》指出"盖大肠者，传导之官，变化出焉"。什么叫作传导之官，好比一件用物，由这传到那边的意思，大肠的部位，在小肠的底下，小肠泌别出的糟粕都要大肠传导出去。由此可见，大肠的最终作用是传导，传导我们食物消化出来的糟粕。

大肠主津，是因为大肠具有传导的功能，小肠下移的糟粕，是水与残渣的混合物，是不成形的，而大肠在传导这些糟粕时，会将多余的水分吸收掉，于是便形成了成形的粪便，经由肛门排出体外。由于大肠参与了体内水液代谢的功能，所以称为"大肠主津"。若大肠传导糟粕功能异常，则出现呕吐、腹痛、腹胀、泄泻或便秘等症状。

2）助肺排毒养颜：

肺经与大肠经相表里，就是说，肺经是主内，而大肠经是主外的，所以肺经好比是在家的妻子，而大肠经则是在外的丈夫。因此，妻子内务也可以由丈夫来代劳，而丈夫的外务也可以由妻子来承担。因此，如果大肠出现不适时，可通调理肺经来得以改善。而肺经出现问题后，也可以通过调理大肠经来得到解决。

疏通大肠经而能够有效地防治皮肤疾病，改善皮肤状况，因为大肠主津，人体只有津液充足，皮肤才会有光泽。一个长期便秘的人，皮肤一定比别人衰老得快。所以让大肠经保持通畅，全身津液运转正常，身体的毒素能及时排泄，就能够起到养颜护肤的作用。

（2）大肠经养生要穴：

1）合谷急救止痛有奇效：

合谷：在手背，第一、第二掌骨间，第二掌骨桡侧的中点处。（将一只手的拇指横纹搭在另一只手的虎口上，屈拇指时，拇指指端下即是合谷）

在针灸的四总穴歌中，有"面口合谷收"的说法。也就是说，合谷最主要的一个作用，就是用于治疗所有面部、口齿部的病症。

按合谷可解牙疼燃眉之急。在没有其他疾病的情况下，可以稍微加重点按力度，这样可以起到很好的镇痛作用。

2）不闻香臭，迎香可助：

迎香：在面部，鼻翼外缘中点，鼻唇沟中（首先找到鼻翼最宽处的两边，大家看这鼻翼最宽处有一个沟，笑的时候，沟最为明显，所以要取这个穴位的时候，先笑一下比较好取）。

"不闻香臭从何治，迎香两穴可堪攻。"迎香可以治疗一切和嗅觉有关的疾病。

有鼻炎的人，一定要改掉用手指抠鼻子的习惯，同时记得每天用凉水洗脸。用凉水洗完脸擦干后，再用双手搓揉迎香，这样坚持 3 ~ 6 个月，过敏性鼻炎一般都不再发作了。

点按方法：用双手大鱼际上下搓迎香，搓热为止。

迎香属手阳明大肠经，以手指按压该穴，可刺激大肠，使大便畅通，润滑易行。所以大便的时候按揉迎香，还可起到很好的通便作用。

3）曲池是降压药，也是皮炎平：

曲池：在肘的外侧，肱骨外上髁与肘窝的尺泽连线的中点上（屈肘成直角，肘部横纹的尽头就是曲池）。

《针灸大全·马丹阳天星十二穴并治杂病歌》中曾经讲过，三里内庭穴，曲池合谷接。曲池和合谷作为配穴，具有很好的降血压的作用，它除了降血压还可以治什么呢？治疗皮肤病，如荨麻疹、过敏性皮炎、湿疹，都可以起到一定的辅助治疗作用。

点按方法：以指腹点按，每侧各 3 分钟，每日 2 次。

3. 足阳明胃经

（1）中医的"胃"：

1）胃为太仓，水谷之海：提到胃，中医里常用"太仓"来作比，什么是太仓呢？古人的解释是"三皇五帝之厨府也"。用现在的话来说，就是国家的粮食储备仓库。粮食充足是国家稳定的基础，因此保护好粮仓对一个国家是很重要的。而胃是我们身体储存粮食的仓库，因此维护好我们的胃，对于保持身体健康也是非常重要的。

2）胃主受纳，腐熟水谷：中医认为胃主要的功能是受纳和腐熟水谷。受纳是接受、承纳的意思，就是我们吃的食物，要通过胃加工成可以消化的物质。腐熟水谷同样也是加工的作用，把我们吃进的食物进一步消化，有利于我们的肠道进一步吸收，这个就是腐熟水谷的作用。胃的这个作用与脾的运化功能相结合，才能使我们吃进去的食物转化为精微的营养物质,以化生气血津液,供养全身。《素问·玉机真脏论》说:"五脏者,皆禀气于胃。胃者,五脏之本也。"说明胃气的盛衰,直接关系到人体的生命活动。无论养生还是治病,保护胃气都是非常重要的原则。

3)胃主通降,以降为和:从气机升降的角度来讲,胃主通降,以降为和。也就是我们的胃气一定要往下降才可以。如果我们吃的东西可以很顺畅地下去,那就什么问题都没有,人就很舒服;假如你吃一点儿东西就打嗝,就反胃,那就是胃的通降功能有了障碍的表现。所以我们讲胃是主通降的,如果胃气不往下降,就会影响食欲,出现口臭、腹胀等症状,甚至可影响睡眠,导致失眠,这叫作"胃不和则卧不安"。如果胃气向上逆行,就会出现泛酸、恶心、呕吐等"不降反逆"的症状。

(2)胃经养生要穴:

1)天枢可双向调节:

天枢:位于腹部,在肚脐左右各2寸的位置上。(从肚脐的中点,向旁边侧开两个拇指的宽度,就是天枢)。

天枢对我们排便功能具有双向的调节作用。它既能治疗腹泻,又能治疗便秘。

2)丰隆降脂化痰第一穴:

丰隆:位于外膝眼与外踝尖连线的中点,胫骨前缘外开2寸处。(从腿的外侧找到膝眼和外踝这两点连成一条线,取这条线的中点,在胫骨前缘外侧大约两指宽,和刚才那个中点平齐的地方就是丰隆)。

丰隆是化痰湿的要穴,在《扁鹊神应针灸玉龙经》中有"痰多须向丰隆防",丰隆被古今医学家公认为治痰之要穴,其作用可匹敌汤药"二陈汤"。

中医认为,多余的血脂也是痰湿的一种,属于无形之痰。而现代研究证明,丰隆具有降低血脂的作用。因此高血脂的患者可利用丰隆来帮助调节血脂。

3）四白美容养颜治近视：

四白：在面部，眶下孔处。（把中指和食指并拢按压在鼻翼上缘的两侧，食指下的凹陷就是四白）。

四白是与眼睛相关的穴位，不但可以用来治疗眼袋、黑眼圈、改善眼部疲劳等，还可用于预防和治疗近视。

除此之外，四白还是一个美容的穴位。因为脸部的气血主要是靠胃经供给，经常点按四白，让胃经的气血源源不断地输注到脸上来，黑眼圈和脸色不好的问题都会慢慢得到解决。

点按方法：一是手指轻揉，二是用四个手指的指肚敲打。每次3分钟，每日2次。

4. 足太阴脾经

（1）中医的"脾"：

1）运化：脾的运化功能正常，表现为面色红润、精力充沛、肌肉丰满、强劲有力、脉搏充盈。如果脾的"运化"功能减退，会出现以下两类症状：一是对食物的消化功能减退，表现为没有饥饿感，食欲减退，食量减少，食后脘腹胀满，尤其在劳累后，腹胀明显加重。消化功能减退，必然使营养吸收减少，其结果是面色萎黄，肌肉消瘦，全身无力，舌色淡白，脉搏无力。其次，脾对水液的"运化"功能减退，可见大便稀薄不成形，劳累后下肢浮肿，入睡后口角流涎，舌胖大，舌边有齿痕等。

2）升清："升"就是向上输送之意，"清"是指体内的营养物质。脾的升清功能主要体现在两方面：一是把营养源源不断地输送到头部，保持头部各组织器官正常的生理活动。升清功能正常的人，表现为精神振作，思维敏捷，耳聪目明，不易疲劳。升清功能减退，头部供养不足，就会出现精神疲倦，脑力不济，工作效率下降，注意力不集中，头晕目眩，或饭后困倦欲睡，或一过性两耳如塞，或入睡后两目闭合不全等。二是清气有"托举"脏腑组织的功能。人体的脏腑及其他组织器官之所以能够维系在体内相对固定的位置，与脾的升清功能有关。当这一功能减退，会出现"清气下陷"的症状，如内脏下垂、脱肛、子宫脱垂等。"清气下陷"还会出现一些特殊的症状，如饭后就想大便，喝冷饮或稍食油腻即泄泻，疲劳时尿液浑浊等，说明"清气下陷"使部分营养物质通过大小便流失。

3）统血：脾的第三个功能是"统血"。"统血"是指脾能使血液稳定地在血管内流动而不溢于脉外，这是脾的"控制、固摄"功能。当脾的统血功能减退，就容易发生出血，如皮下出血而见青紫瘀斑点，或消化道出血而见呕血（咖啡色呕吐物）、便血（柏油样大便），或妇女月经过多或淋漓不尽。

综上所述，当脾的三大功能减退，出现上述各类症状，均可诊断为"脾虚"。但每个人的表现都会有不同的侧重点。

轻度脾虚可通过饮食调养纠正，宜常吃大枣、山药、白扁豆、薏苡仁、糯米粥、小米粥、牛肉汁、蜂王浆、麦芽糖等健脾食品。

此外，平时饮食宜定时定量，不要暴饮暴食或长时间处于饥饿状态，应保证充足的睡眠，每天进行一定量的运动，一般以翌日没有疲劳感为宜。

（2）脾经养生要穴：

1）隐白可止血：

隐白：足拇指内侧指甲角旁约 0.5 寸。（在足拇指的内侧，从趾甲角向后大约一个韭菜叶宽的位置就是隐白）。

用艾灸来灸隐白，可以治疗崩漏。

2）妇科就找三阴交：

三阴交：位于小腿内侧，内踝高点上 3 寸，胫骨内侧面的后缘。（先找到足内侧踝关节的最高点，从这里向上量四横指的宽度，胫骨后缘的凹陷中就是三阴交）。

三阴交可以统调足三阴经，因此经常按摩这个穴位，可以防治月经不调、痛经、白带、崩漏、盆腔炎、腹痛、腹泻、消化不良、神经衰弱等一系列的疾病，是妇科病的"灵丹妙药"，有人就把它称为"女三里"。

3）血海调血脉止瘙痒：

血海：在股前区，髌底内侧端上2寸，股内侧肌隆起处。

血海是生血和活血化瘀的要穴，可治疗一切血病，妇科病。

午饭前按摩血海，有利于祛除脸上的雀斑。每天上午9～11点是脾经运行的时候，脾经经气正旺，人体阳气处上升趋势，每天坚持点揉两侧血海3分钟，以穴位酸胀感为度，手法以轻柔为主。

5. 手少阴心经

（1）中医的"心"：

1）心主血脉：血在脉中循行，血之循行，在脉中流行不止，环周不休，把血液输布全身内外，濡养五脏六腑、四肢百骸，发于外而为汗，都是心的推动作用。心气旺盛，血脉充盈，则脉和缓有力，面色红润，即"其华在面"；心气不足，血脉空虚，则脉细弱或节律不整，面色苍白；如果心血瘀阻，则可出现心胸闷痛，颜面、唇甲青紫等现象。

2.）心主神明：《素问·灵兰秘典论》指出"心者，君主之官，神明出焉"。神包括了精神、思维、知觉、运动等活动，而且是这些活动的支配者，居于人体的首要地位。心神正常，则五脏安和；心神失常，就像一个国家的君主出现了错乱，各个部门都不能正常运转，则会出现言语错乱、记忆不佳、失眠、多梦、心神不宁等症状。

（2）心经养生要穴：

1）极泉心经第一穴：

极泉：位于腋窝顶点，腋动脉搏动处。（曲肘，手掌按于后枕，在腋窝中部有动脉搏动处取穴）。

人只要一生气，经脉肯定就会堵塞。轻拍两腋后可以治疗人发怒后气滞血瘀，运行不肠引起的胸闷、气短、心悸、心悲欲哭、多疑、手臂胀麻等症状。还可以缓解妇女更年期症状。如果人经常郁闷的话，就有可能在腋窝下长出一个包来，这是心气被郁滞的象。

2）神门心经之原穴：

神门：腕横纹尺侧端，尺侧腕屈肌腱的桡侧凹陷处。

按摩的好处：①帮助入眠，调节自主神经，补益心气，安定心神。②辅助治疗心痛、心烦、惊悸、怔忡、健忘、失眠、痴呆、癫狂、晕车等心与神志病。③缓解胸胁痛、掌中热、便秘、食欲不振。④改善心悸，治疗心绞痛、无脉症、神经衰弱、癔症、精神分裂症。

3）少冲心经之井穴：

少冲：在小指末节桡侧，距指甲角0.1寸。（让患者采用正坐、俯掌的姿势，少冲穴位于左右手部，小指指甲下缘，靠无名指侧的边缘上）。

治疗：①舌面溃疡，需要按舌面的位置具体细分。若溃疡在舌尖，病位在心，多与思虑有关，心火过旺，可点按少冲。②遇事多思焦虑而梦多不足1周者，属心火旺盛，可点按少冲，重掐劳宫。多梦时间较长，伴有口干、眼干、烦躁等阴亏症状，属心火偏亢，按少冲，揉照海和行间。

6. 手太阳小肠经

（1）中医的"小肠"：小肠是饮食消化和吸收的主要场所。《素问·灵兰秘典论》说："小肠者，受盛之官，化物出焉。"这告诉人们小肠的生理功能——受盛化物和泌别清浊。那如何理解小肠的受盛化物和泌别清浊功能呢？

1）受盛化物："受"有接受之意，而"盛"在古代是指用来祭祀的谷物。"受盛"也就是接受祭祀用的谷物。用来祭祀的谷物肯定是加工过的，而小肠接受的是经过胃初步消化的饮食物，并对饮食物继续进行消化，因此小肠有"受盛之官"的美誉。

如果小肠受盛功能失调，传化停止，则气机失于通调，滞而为痛，这时腹部疼痛等病症就会出现；如果小肠的化物功能失常，就会出现消化、吸收障碍，其典型表现为腹胀、腹泻、便溏等。

2）泌别清浊："泌"有分泌之意；"别"，即分别、分离；"清"，指水谷精微，即具有营养作用的物质；"浊"，即代谢产物。小肠接受了胃传递过来的初步加工过的食物，接下来就是将食物进一步消化成为人体可以吸收和利用的物质，并将其中的精华物质吸收，提供给人体使用，最后再将剩下的糟粕物质向下传递给大肠，由大肠排出体外。

饮食从口进入人体，并不断地添加消化液（口水、胃酸等），不断进行磨碎、分解工作，尤其是经过胃部充分磨细、乳糜化之后，推送入小肠，就可进行消化、吸收与分类。可以说人体所吸收的养分，一半以上都在小肠完成，其重要性可想而知。

（2）小肠经养生要穴：

1）少泽小肠经之井穴：

少泽：小指末节尺侧，指甲根角旁 0.1 寸。

很多新手妈妈都有奶水不足的现象，以下给大家介绍一个食补配合穴位按摩的方法，帮助大家解决这一难题。乳汁不足按摩少泽对产妇是非常有益的，应保证蛋白质的摄入，饮食宜荤素搭配，避免偏食，清淡为宜。

归芪鲤鱼汤：可补气、养血、通乳。具体做法：①鲤鱼 1 000 g，当归 15 g，黄芪 50 g，香菜 10 g，盐适量。②鲤鱼洗净，香菜洗净、切段。③锅中入水，将鲤鱼与当归、黄芪同煮熟烂，取出当归，加少许盐、香菜调味即可。

少泽有清热利咽、生乳通乳的功效。主要治疗乳腺炎、乳汁不足、乳通、乳肿、中风昏迷、热病心烦、耳鸣、耳聋、肩臂外侧痛等病症。按摩时用拇指指甲掐、按。

2）后溪为八脉交会穴：

后溪：微握拳，第五指掌关节后尺侧的近端掌横纹头赤白肉际。

健康小妙招：对于长期在电脑前工作或学习的朋友，每过1小时把双手后溪放在桌沿上来回滚动3～5分钟，可以缓解调节长期伏案以及电脑对人体带来的不良影响。

3）腕骨小肠之原穴：

腕骨：在手掌尺侧，第五掌骨基底与三角骨之间的凹陷处，赤白肉际上。

健康小妙招：很多人都出现过落枕的情况，如果此时你向左右转头时困难就可以按摩腕骨。用砭石的按摩棒，每次3分钟，每日3次。

7. 足太阳膀胱经

（1）中医的"膀胱经"：是人体最大的排毒通道，如果经常在外面做保健的人可能比较熟悉，按摩师给你拔罐、按摩选择最多的部位就是后背——在后背拔满了罐，或者在后背按摩、刮痧、捏脊、踩背。为什么都愿意选择后背进行治疗呢？因为后背是膀胱经主要循行的部位，治疗范围广泛，身体内任何疾病都和膀胱经有着直接或间接的关系。它就像你家的污水管道，如果不通，整个日常生活都会被破坏。

膀胱经有67个俞穴，是人体最长、穴位最多、调控疾病最广的一条经络。这些俞穴连通五脏六腑，各自通着各家的脏腑，这就跟不同的工厂都有自己的排污管道和途径是一个道理。

（2）膀胱经养生要穴：

1）委中膀胱经之下合穴：

委中：在腘横纹中点，当股二头肌腱与半腱肌腱的中间。

经穴歌诀里有"腰背委中求"，是说后背、腰部的病痛都可以用委中来解决。委中独特的作用是能让鼻子通气，有的人长年是"一窍不通"，按摩委中有即时通气的作用。但是要有正确的方法，取侧卧位，鼻子不通气的一侧身体在上位，屈腿用大拇指点按委中，需稍用力。一次 3 分钟，每日 2 次。

2）承山可运化水湿：

承山：腓肠肌两肌腹之间凹陷的顶处，约在委中与昆仑连线的中点。

该穴为人体足太阳膀胱经上的重要穴道之一，为治疗小腿痉挛、腿部转筋的常用有效穴。每侧按摩 3 分钟，每日 2 次。

3）至阴膀胱经之井穴：

至阴：足小趾外侧趾甲根角旁 0.1 寸。

说到至阴，最神奇之处就是它有转正胎位的功效。用艾条灸两小脚趾甲跟部外侧的至阴，每日 1 次，每次 15 ~ 20 分钟，连续做 1 周。注意艾条离皮肤不要太近，以免烧伤皮肤。

8. 足少阴肾经

（1）中医的"肾"：肾为先天之本，肾藏生殖之精和五脏六腑之精，是先天的根本。五脏六腑之精，即中国人所讲的"元气"，就藏在肾经当中，中医讲元气可以用咸的东西来调动，所以炒菜做饭放适量的盐，但太淡太咸都不可取。

如何判断肾气是否充足，身体是否健康呢？

☾ 如果平时常出现口干舌燥、失眠盗汗，甚至尿频、腰膝酸软等问题，则可能为肾阴不足、虚火上亢所致。

☾ 如果感觉性功能不足、力不从心，则可能是肾阳亏虚所致。

☾ 如果经常觉得手足心热、口干舌燥、腰膝酸软，但又畏寒、喜欢热饮，此多为肾阴阳两虚；有时还会伴有耳鸣或眩晕，尿频、尿不尽，性功能失调，或女性白带多、不孕等症。

☾ 如果稍动即喘，一咳嗽就漏尿，则可能是肾虚所致的肾不纳气。

☾ 经常失眠多梦、夜间频尿、盗汗、健忘、心悸、怔忡，则可能是心肾不交。

（2）肾经养生要穴

1）涌泉是肾经之井穴：

涌泉：足趾跖屈时，约当足底（去趾）前1/3凹陷处。

涌泉是一个井穴，即源头。把气血引到脚上，实际就是引到涌泉去，这叫引血归原。引血归原有什么好处呢？它使人不容易衰老，这是最大的好处。

2）复溜是肾经之经穴：

复溜：太溪上2寸，当跟腱的前缘。

复溜能治疗自汗、盗汗之症。自汗就是不因劳累活动、天热等因素而自然汗出；盗汗就是睡觉的时候在不知不觉中出汗，一睁眼就不出了。

复溜能治疗腹泻、腹痛。腹泻和膀胱受堵有关，是水液不走膀胱，而走大肠的结果，揉了复溜之后，尿道一通，腹泻自然就好了。

复溜和肺经的尺泽配合使用是肺肾双补，金水相生。

复溜有降血压的功效。但是您得先揉尺泽，再揉复溜。方法还是每穴3分钟，每日2次。

9. 手厥阴心包经

（1）中医的"心包"：《素问·灵兰秘典论》"膻中者，臣使之官，喜乐出焉"。"膻中"就是心包，它包裹并护卫着心脏，好像君主的"内臣"，能够传达君主的旨意。所以说，它能代心行事，故又称为"心主"，心脏产生的喜乐情绪便是从这里发出来的。

心脏病，最先表现在心包上，心包经之病叫"心中憺憺大动"，患者感觉心慌。心脏不好的人，最好在戌时（19～21点）循按心包经。此刻还要给自己创造安然入眠的条件：不要进行剧烈运动，以散步最好，否则容易失眠；晚餐不要过于肥腻，否则易生亢热而致胸中烦闷、恶心。这就是代心行事同时又代心受邪的心包经。

（2）心包经养生要穴

内关为八脉交会穴：

内关：位于前臂正中，腕横纹上2寸，在桡则屈腕肌腱同掌长肌腱之间。

常按摩此养生穴位可宁心安神、宽胸理气、宣肺平喘、缓急止痛、调补阴阳气血、疏通经脉等。

10. 手少阳三焦经

（1）中医的"三焦"：是六腑之一，没有特定的脏器与之相对应，是上焦、中焦、下焦的统称，因此，很多书中说它"有名而无形"。三焦的主要生理功能是通行元气，通行水液。元气通过三焦而散布于五脏六腑，以推动各个脏腑组织的活动、水液的生成输布。三焦通，则内外上下皆通；三焦气顺，则脉络通而水道利。简单来讲，三焦就是一个通道。

（2）三焦经养生要穴：

1）支沟三焦经之经穴：

支沟：在前臂背侧，当阳池与肘尖的连线上，腕背横纹上3寸，尺骨与桡骨之间。

便秘，大便比较干的时候可以点按此穴。1次3分钟，每日2次，强度以患者能耐受为宜。

2）中渚三焦经之输穴：

中渚：握拳俯掌，在手背第四、第五掌骨之间，掌指关节后方凹陷处。

本穴能治肢体关节的肿痛，屈伸不利之症，如肩周炎、坐骨神经痛等。对耳鸣也有缓解作用。

3）外关为八脉交会穴：

外关：掌背腕骨横纹中点直上3横指，腕后2寸取外关。

本穴与内关相对，是八脉交会穴之一，通阳维脉；故配内关对调节人体的上热下寒，冬天怕冷，夏天怕热等非常有效。外关为主治落枕三穴之一：列缺治低头不利，外关治转头困难，后溪治抬头拘挛。

11. 足少阳胆经

（1）中医的"胆"：胆的主要生理功能是储存和排泄胆汁。中医认为胆汁的化生和排泄是由肝的疏泄功能控制和调节的。肝通过疏泄功能调畅气机，胆气疏通则胆汁分泌正常，所以经常爱生气的人消化就会差。

胆主决断。《素问·灵兰秘典论》说："胆者，中正之官，决断出焉。"中正指处事刚正果断，胆主决断是指胆有决定我们对事物做出判断的能力。胆气强壮则思维清楚，遇事不容易慌乱，身体受刺激恢复会比较快；胆气虚，则身体容易受外界刺激而产生影响，而且不容易恢复。

（2）胆经养生要穴：

1）风池又称热府：

风池：在颈后区，枕骨之下，胸锁乳突肌上端与斜方肌上端之间的凹陷中。

风池为治风病的要穴。对气血不畅引起的风寒头痛，风热充盛引起的风热头痛，湿邪蒙蔽清窍引起的风湿头痛或肝阳上亢引起的肝胆头痛等，皆有较好疗效。

2）肩井足少阳、阳维之会：

肩井：大椎与肩峰最高点连线的中点。

肩井能疏通气血、行瘀散结，对气血不畅引起的肩周炎、上肢痹痛、情志抑郁、乳房疾患等可使用。

3）阳陵泉胆之下合穴，八会穴之筋会：

阳陵泉：腓骨小头前缘与下缘交叉处有一凹陷，即是本穴。

阳陵泉，意为经气如泉涌流。胆囊有疾，胆汁会沿经上泛引起口苦口干，故本穴主治口苦口干及下肢萎弱无力、脚气、神经性皮炎等。

12. 足厥阴肝经

（1）中医的"肝"：是主疏泄和主藏血。

1）肝主疏泄："气"是中医独有的理论，肝就是负责全身气机的协调。肝的疏泄功能正常，则气机通畅，气血和调，则脏腑的活动就能正常有序；若肝的疏泄功能异常，气机就会不畅，可能就会出现胸胁、乳房胀痛或局部胀痛不适等现象，甚则出现昏厥。大怒、经常爱生气是导致肝的疏泄功能异常的主要原因，所以还是心胸开阔一点好，不要用别人的错误来伤害自己。

2）肝主藏血：肝有储藏血液和调节血量的功能，当人体休息的时候，人体需要的血量减少，血液就会回到肝脏储藏起来；当人体活动的时候，人体需要的血量大量增加，肝脏就会把储藏的血调动出来供应给活动的机体，则眼睛得到血液的滋养而能看清东西，脚得到血液的滋养而能走路，手得到血液的滋养而能抓握物体。

（2）肝经养生要穴：

1）大敦肝经之井穴：

大敦：在足大趾，大趾末节外侧，趾甲根角侧后方 0.1 寸。

中医讲肝藏血，所以肝经上的大敦能治疗出血症，且主要是下焦出血，像崩漏、月经过多等。用艾灸效果好。

2）行间肝经之荥穴：

行间：在足背，第一、第二趾间，趾蹼缘后方赤白肉际处。

行间是散心火的，最善治头面之火，如目赤肿痛、面热鼻血、眼睛胀痛、心中烦热、燥咳、失眠等。掐此穴尤为显效。对痛风引起的膝踝肿痛，点掐行间也有很好的止痛效果。

3）太冲肝经之输穴，肝之原穴：

太冲：在行间上 2 寸，第一、第二趾骨结合部的凹陷中。

太冲是保肝护肝的将军，时时保护着我们的身体。当我们感到头痛、头晕

（如高血压），太冲会让我们神清气爽；当我们感到有气无力时（心脏供血不足），太冲会给我们补充气血；当我们心慌意乱时，太冲会让我们志定神安；当我们怒气冲天时，太冲会让我们心平气和。

揉太冲的好处：揉太冲，从太冲揉到行间，将痛点从太冲转到行间，效果会更好一些。最适合那些爱生闷气、有泪往肚子里咽的人，还有那些郁闷、焦虑、忧愁难解的人。还可调理月经不调。很多女性月经总是提前或者延长，没有规律，月经的颜色深红，而且不明原因发热，行经前几天特别烦躁，想发脾气，这是因为肝经有热所致。治疗方法为点揉太冲，时间是在经期来之前。

注意：揉的时候要从太冲揉到行间，可千万别揉反了。

（三十二）体质养生：根据不同体质的特征制定适合自己的日常养生方法，常见的体质类型有平和质、阳虚质、阴虚质、气虚质、痰湿质、湿热质、血瘀质、气郁质、特禀质九种

《四圣心源》中开篇提道："人与天地相参也。阴阳肇基，爰有祖气，祖气者，人身之太极也。祖气初凝，美恶攸分，清浊纯杂，是不一致，厚薄完缺，亦非同伦，后日之灵蠢寿夭，贵贱贫富，悉于此判，所谓命秉于生初也。"引入黄元御这段话是想告诉大家，祖气就是一身气之本源，人作为万物灵长，生于天地之中，服食天地之精华，自然避免不了要与天地间各种物质发生相互作用，而这种作用的结果就是形成千差万别、不同"个性"的人，我们称为个体，每个个体所具有的差异化表现，我们又归纳分类称之为体质。顾名思义，"体"，指身体，"质"为性质、本质。所谓体质，就是机体因为脏腑、经络、气血、阴阳等的盛衰偏颇而形成的素质特征。

中国传统医学认为，中医体质是指人体以先天禀赋为基础，在后天的生长发育和衰老过程中所形成的结构、功能和代谢上的个体差异。体质反映了机体内阴阳气血的偏性，这种偏性是由脏腑之间的功能配合所决定的，并且以气血多少为基础。《灵枢·天年》说道："愿闻人之始生，何气筑为基，何立

而为楯，何失而死，何得而生？岐伯曰：以母为基，以父为楯，失神者死，得神者生也。"向我们揭示了人是由父精母血为基础而生长发育的。本质是由一团气的作用变化而成。在男女交合的"氤氲之时"，都已经决定新生儿部分禀赋和"气质"；十月怀胎，胎儿在母体的生长发育受到母亲孕期间的情绪、居住环境、饮食和疾病的间接影响；不仅如此，母亲乳汁是经血随冲脉汇聚胸中化生而来，冲脉为血海，内含母体五志六欲七情之火，婴儿受母亲乳汁喂养又会逐渐形成不同的性格心理。除了先天的胎传，人出生后同样会遭受各种各样的困难和疾病，后天由于先天禀赋有强弱，饮食气味有厚薄，方位地势有差异，贫、富、贵、贱、苦、乐各不相同，从而导致了个体差异，所以才有"贵贱贫富，悉有此判"。这就很好地向我们解释了为什么有些孩子可以一生平安喜乐，有些孩子在生命最初就身患重病而夭亡。太令人遗憾了，这就是很多人缺乏养生观念与意识，不能够理解"以母为基，以父为楯，失神者死，得神者生也"的意义。禀赋差的人因为父精母血对自己的涵养不够，先天优势没有建立，后天又缺乏补充调摄，又如何能在这生命的长河中不被击倒呢？

下面是九种体质的辨识方法和养和方法，其中饮食养生参考（二十八）条。

1. 平和质养生

（1）总体特征：阴阳平衡不失偏颇，经络通畅，气血调和，以体态适中、面色红黄隐隐、明润含蓄、精力充沛、能够很快适应各种复杂环境等为主要特征。

（2）形体特征：形体匀称、健壮有力，身体无异常。

（3）舌苔、脉象：舌质淡红，舌苔薄白，脉象不紧不慢、不浮不沉、均匀和缓而有神。

（4）心理特征：成熟稳重，平易近人，内心坦荡，聪敏机智，反应灵活。

（5）患病倾向：平素不易受外界环境变化而发病，对自然环境和社会环境适应能力较强，能够很快地调整自己的状态。

（6）养生原则：道法自然。

1）起居：起居方面应该顺应自然界的阴阳变化，中医认为：人与自然是一个统一的整体，人生于天地之间，天地合气，命之曰人，"人身小宇宙，宇宙大人身"。生活起居顺应一年四季气候特点，保证充足睡眠。春天、夏天晚睡早起、适当午睡，秋天早睡早起，冬天早睡晚起。根据气候变化适时增减衣物。养生应根据四时季节的阴阳变化而调整，顺应自然规律来保养自己。人体内的生物钟与自然界的四季、昼夜等规律相符，顺应自然界的规律安排作息，有利于机体的健康。四季具有春温、夏热、秋凉、冬寒的特点，生物体也相应具有春生、夏长，秋收、冬藏的变化。人生于地，悬命于天，人是大自然（"大宇宙"）的组成部分，赖于自然界天地之气的充养，又必须顺应自然界阴阳之气的变化，才能达到"阴平阳秘，精神乃治"的最佳状态。

饮食调摄：《素问·脏气法时论》"五谷为养，五果为助，五畜为益，五菜为充，气味合而服之，以补精益气。"中药和食物都是来自于我们所处的大自然，每种食材和药物都是禀受了"天气、地气"具有或大或小的偏性，疾病的发生是因为人体受四时不正之气，使气血阴阳失去平衡出现虚实寒热的偏性，药物具有寒、热、温、凉四性，及酸、苦、甘、辛、咸五味。"以偏纠偏"，以药物偏性纠正身体偏性，根据"寒者温之，热者寒之、虚则补之、实则泻之"的治疗原则选择适合自己体质、利于疾病康复的药物或者食物。现行有107种药食同源的食材，平衡搭配食物可达到对脏腑气血的调整作用。

《素问·五脏生成》："多食咸，则脉凝泣而变色；多食苦，则皮槁而毛拔；多食辛，则筋急而爪枯；多食酸，则肉胝胎而唇揭；多食甘，则骨痛而发落，此五味之所伤也。故心欲苦，肺欲辛，肝欲酸，脾欲甘，肾欲咸，此五味之所合也。"这些食物应当注意的是饮食应该种类丰富，但又不可偏食，不可偏寒偏热，通过互制，达到互养，使阴阳不偏，以保证我们身体的健康长寿。平和质的人可以适当选取各种食物，饮食宜营养丰富，荤素合理搭配，不可偏食。当然也要以时令果蔬为主，尽量均衡搭配，随喜为补。另外进食应有所节制，不可过饥过饱，不要偏寒偏热，少吃油盐。

3）运动指导：根据个人体力可进行太极拳（剑）、八段锦、五禽戏、散步等柔静舒缓的运动。也可选择跑步、篮球、排球、足球、踢毽子、跳舞、健身操、游泳等运动量较大的项目。动静结合，主要指运动锻炼时，应该把握住"度"。运动可促进气血的周流，"人之所有者，血与气耳"，而朱丹溪认为"气血冲和，万病不生，一有怫郁，诸病生焉"。但过与不及都是病，运动应该根据自身的具体情况，"适当"为度，不可不及，也不可太过。

4）精神调摄：开朗乐观，心态平和，与人为善，和谐上进，乐于合作。古人早就发现情绪的波动可以引起身体的疾病，因而非常讲究内心的平衡之道。《素问·举痛论》说："百病生于气也。怒则气上，喜则气缓，悲则气消，恐则气下，寒则气收，炅则气泄，惊则气乱，劳则气耗，思则气结。"情绪的波动可以导致气血内乱而诱发疾病。现代医学研究发现，负面情绪容易破坏人体免疫系统，易诱发高血压、冠心病、脑出血、动脉硬化等血管性疾病。平和质的人心理素质较好，性格随和开朗，平时大家要多和朋友交流，培养对身心有益的兴趣爱好，与人为善，多帮助别人，不攀比，不计较，遇事能够做出正确合理的反应。

平和质的人，是九种体质里最不易发生疾病的体质，平和质的养生与保健可以作为统摄其余八种体质的纲领，也是我们其余八种体质的人追求的目标，平素可以按照既往养生及生活方式生活，要避免过劳，饮食有节、起居有常使身体保持最佳状态。

2. 阳虚质养生

《素问·生气通天论》认为"阳气者，若天与日，失其所，则折寿而不彰"。阳气是人体脏腑功能活动的总动力，主要负责固护人体机表、抵御外邪所干扰，

"气为阳""气主煦之"，阳虚质的人首先会畏寒、怕冷等脏腑温煦功能不足。阳虚质者的主要表现可参见 69 页。

（1）总体特征：以畏寒怕冷、手足不温等虚寒表现为主要特征。

（2）形体特征：肌肉松软不实、怕冷、虚胖、活动力低下。

（3）舌苔、脉象：舌淡胖嫩，脉沉迟。

（5）患病倾向：容易常常自觉身体肌肉无力酸困，易患感冒、疼痛、痰饮、肿胀、宫寒不孕、泄泻等病，同时耐夏不耐冬，易感风、寒、湿邪发生骨关节及肌肉问题。

（4）心理特征：性格多沉静、内向、不爱表现。

（6）养生原则：

1）饮食调摄：阳气升发需要脾肾提供源源不断的动力，肾中元阳充沛，人体才能保证机体脏腑运动有活力，脾阳要通过后天的不断养护和补充才能生化无穷。肾为先天之本，脾胃为后天之本，先天禀赋取决于父母精血，因此我们需要通过后天的培补以养元气，阳虚体质的人可以适当食用具有温肾壮阳、健脾补气功效的食物，如：①炒山药。性平，味甘，为本草纲目"上品"之药，除了具有补肺、健脾作用外，还能益肾填精。如李时珍指出山药能"益肾气，健脾胃"。《景岳全书》亦载山药："能健脾补虚，涩精固肾，治诸虚百损，疗五劳七伤。"②鸡蛋。清浊悠分，清者为阳，浊者为阴，是最经济、最有价值的阴阳双补之品，从古到今作为孕产期的女人、老人、儿童的进补佳品。③韭菜也叫"起阳草"，助阳固精，滋补肾脏。韭菜助阳最强，割掉韭菜几天就会又长出来，可见升发之力多么强。

杜仲羊肉汤：羊肉又称"阳肉"，大补肾阳。杜仲是杜仲树的树皮，能有效缓解腰膝酸软无力的症状。类似的还有泥鳅、香菇、淡菜，总之要以甘淡之品养阳气。

2）运动指导：阳虚患者应当适量运动，在天气温暖的时候，多进行户外运动，以采天时之阳气增强体质，培补自身元气。还要避免汗出太多耗散阳气。

3. 阴虚质养生

人体相对的阴阳均衡，阴阳力量相当才能保证邪气不能乘虚而入侵袭人体致病，独阳不生，孤阴不长，适当地在饮食起居方面补充阴液，另外尽量不要让阴液消耗。怎样才能不让阴液过度消耗呢？首先是要保证机体气的运行平和稳定，让你自己多保持心神的镇静。也就是安神定志，中医讲静能生水。"神"活动时要消耗物质基础，越不注意休息，它消耗的阴液就越多。所以过度用神导致阳气外越，心神发散，阴液也会随着气机外泄。现在人们的生活节奏快，夜生活比较丰富，通常到了半夜还在喝酒、打牌、吃火锅或者通宵加班，这都是违背人体生理活动的。白天阳气出表，保卫人体不受邪气侵犯，晚上就该阴液发挥作用了，收敛阳气入里，让自己心神缓下来才能够安心入睡，这样就完成了一天内营卫周流不休的交换循行，如果到了晚上就失眠、多梦、烦躁，是由于神白天发散得太过，晚上阴气又不能够很好地收回来而导致的，即"心如平原奔马，意纵而难收"，所以中医养阴大多是以龟板、鳖甲这些动作迟缓喜欢沉静的水生动物腹部或者麦冬、生地黄这些含水量比较多的植物块茎来达到滋阴的效果，效仿自然界的动物，我们也要适当地向乌龟学习多让自己慢下来，动则阳生，静则阴生，适当的运动可以推动阴液布散运输，达到"阴得阳助则生化无穷"的效果。阳虚质者的主要表现可参见 69 页。

（1）总体特征：阴液亏少，以口燥咽干、手足心热等虚热表现为主要特征。

（2）形体特征：形体偏瘦、精神虚亢，

（3）舌苔、脉象：舌红少津，脉细数。

（4）心理特征：性情急躁，外向好动，活泼。

（5）患病倾向：阴虚质，感邪易从热化。易患疲劳、遗精、失眠、高血压、心律失常、中风、咽炎、肺结核、糖尿病、顽固性便秘等疾病。

（6）养生原则：

运动指导：只适合做中小强度、间断性的体育锻炼，可选择太极拳、太极剑、气功等。锻炼时要控制出汗量，及时补充水分，呕吐泄泻及时纠正电解质，防止脱水伤阴。不适合过度出汗或者汗蒸。

4. 气虚质养生

气虚质，多因先天禀赋不足，后天脾胃受损生化不足，久病、房事过度，脏腑之气不足，气化能力减弱，使血气运行迟缓、机体代谢缓慢，多见于肺气虚、脾气虚、肾气虚而出现相应的以食少、不耐劳作、声低气短、乏力、自汗等为主的虚弱性疾病。脾胃为气血化生之源，肺又主一身之气的运行，对于临床气虚患者，我们多以调养脾肺为主。很多患者总是不耐受风寒，反复感冒，怕冷，免疫力低下，平常多见出汗、怕风、乏力。这些都是气虚质的表现。气虚质者的主要表现可参见 69 页。

（1）总体特征：元气不足，以疲乏、气短、自汗等气虚表现为主要特征。

（2）形体特征：肌肉松软不实。

（3）舌苔、脉象：舌体胖大，边有齿痕，脉象虚缓。

（4）心理特征：性格内向，不耐劳力，情绪低沉喜静。

（5）患病倾向：气虚质易患感冒、疲劳综合征、肺不张、贫血、营养不良、重症肌无力、胃下垂、直肠脱垂、神经性尿频，女性易患器官脱垂等。

（6）养生原则：

运动指导：避免劳动或剧烈运动时出汗受风。不要过于劳作，以免汗多伤阳，损伤正气，可做一些柔缓的运动，如太极拳、八段锦、五禽戏等养生功法。

5. 痰湿质养生

痰湿形成原因多是人们饮食结构不合理。现在生活条件优越，人们过食精细米面、喜欢吃甜美滋腻的食物，吃得过饱而又缺乏适量的运动，使后天之本脾胃受损，导致消化吸收功能不好，水湿不能代谢输布，聚而成湿，湿聚成痰，痰湿阻滞气机表现出以头晕头痛、身困倦怠的亚健康状态。痰湿无处不在，常分布在各个部位：在上者容易阻滞阳气上升引起头昏困重，颠仆昏倒；在中则饮食不进，吃得少食欲差；在下则表现身体困重乏力瘀肿或者多发的皮肤疮疡、脂肪瘤、囊肿等，以及皮里膜外的痰核。所以临床上痰湿很难去除，但如果气机通畅，百脉通利，脏腑功能自然会正常，痰湿则很快就能温化。痰湿质者的主要表现可参见 69 页。

（1）总体特征：痰湿凝聚，以形体肥胖、腹部肥满、胸闷，痰多，容易困倦，身重不爽，喜食肥甘厚味，舌体胖大，舌苔白腻等痰湿表现为主要特征。

（2）形体特征：形体肥胖，腹部肥满松软，痰多恶心，闷喘。

（3）舌苔、脉象：舌苔白腻，脉滑。

（4）心理特征：性格偏温和、稳重，多善于忍耐。

（5）患病倾向：易患消渴、中风、胸痹。就是现在西医讲的高血压、糖尿病、高脂血症、痛风、冠心病、肥胖症、代谢综合征、脑血管疾病等。

（6）养生原则：

运动指导：平时多进行户外活动，衣着应透气散湿，经常晒太阳或进行日光浴，长期坚持运动锻炼。避免涉水淋雨，久居湿地，注意保暖，防止外感寒湿之邪伤脾困脾，特别多雨季节注意防潮湿。可酌情服用化痰祛湿方药与芳香温化的代茶饮。

6. 湿热质养生

湿热是由于气候潮湿，或涉水淋雨，或居室潮湿，使外来水湿入侵人体而引起；内湿是一种病理产物，常与消化功能有关。而湿热中的热是与湿同时存在的，或因夏秋季节天热湿重，湿与热合并入侵人体，或因湿久留不除而化热。湿热，是热与湿同时侵犯人体，或同时存在体内的病理变化。湿热是最容易损耗人体精气的，临床用药也比较麻烦，得结合患者的病史或者起居饮食习惯仔细辨证，分清湿与热的程度，药量也不宜过大。在上者以桑叶、桔梗、菊花等清宣疏散；在中宜苍术、茵陈、佩兰、藿香等芳香透达，燥湿健脾、化湿和胃；在下则应淡渗利湿佐用竹叶、石膏、滑石等利水清热。湿热质者的主要表现可参见 69 页。

（1）总体特征：湿热内蕴，以面垢油光、口苦、苔黄腻等湿热表现为主要特征。

（2）形体特征：形体中等或偏瘦。

（3）舌苔、脉象：舌质偏红，苔黄腻，脉濡数。

（4）心理特征：容易心烦急躁。

（5）患病倾向：湿热体质易患疮疖、脂溢性皮炎、复发性口疮、慢性膀胱炎、胆结石、胆囊炎、特异性结肠炎等。

（6）养生原则：

运动指导：盛夏暑湿较重的季节，减少户外活动。适合做大强度、大运动量的锻炼，如中长跑、游泳、爬山以及各种球类、武术等。可酌情在医师的指导下用六一散、清胃散、三仁汤、香薷饮等中药汤剂。

7. 血瘀质养生

血瘀质是由于外伤、外来寒湿阴邪，或者气虚不能推动血液在体内运行周身，又或血不足以温煦四肢，营养脏腑肌肉，使气血瘀滞阻塞经络循行引起的局部肌肉冷痛、麻木，皮肤青紫肿痛的表现。血瘀质的人通常肢体怕冷、僵硬，面色暗沉及四肢冷痛色黑，身体常有慢性疼痛以冷痛、刺痛为主，血瘀会随不同体质变为寒瘀、热瘀，血瘀可作为病理产物或者致病原因诱发疾病。血瘀质的人要注意日常调整自身心理状态，保持乐观、豁达的情绪，避免情绪过极，以利气血通畅；需注意气候变化增减衣被，避免寒冷，居处保持通风、暖和。血瘀质者的主要表现可参见 69 页。

（1）总体特征：血行不畅，以肤色晦暗、舌质紫暗等血瘀表现为主要特征。

（2）形体特征：胖瘦均见。

（3）舌苔、脉象：舌质暗有点片状瘀斑，舌下静脉曲张，脉象细涩或结代。

（4）心理特征：易烦、健忘。

（5）患病倾向：血瘀体质易患中风、症瘕及痛证、静脉曲张、血证、微循环障碍高血压、胃溃疡、冠心病、偏头痛、乳腺炎、子宫肌瘤、月经病、失眠等。

（6）养生原则：

运动指导：血瘀质的人需注意调整自身气血，适当参加有助于促进气血运行的活动，如太极拳、太极剑、气功、舞蹈等。可适当进行保健按摩，如推拿、拔罐、走罐、刮痧等，可促进经络畅通，达到缓解疼痛、稳定情绪、增强人体功能的作用。但要劳逸结合，保证充足睡眠，做到动中有静。另外，如在运动中出现胸闷、呼吸困难、脉搏显著加快等不适症状，应及时去医院检查。

8.气郁质养生

气郁顾名思义，就是气的循行出现障碍：一是因为气的循行受寒或受湿导致气血失调，以气机郁结为主要病机；二是气的生成不足使局部气血供应变慢而不能濡养脏腑的病理表现。"升降出入，无器不有"，作为气的出入运动的基本形式，气的循行必须要通畅。气能行血，气郁就会导致血瘀，日久可化热出现一些出血症，而且肺主一身之气，主要是调控气运行周身的节律，由脾胃把吸收的精微物质，通过肝木的升发作用帮助肺呼吸，供心化生营血，因此完成全身气血流通交换，源源不断供人体进行正常的生命活动。一旦肝气郁结就会使气流动缓慢或者郁结到一起，肝脾升不上去气血，人就会沉闷喜叹气，肌肉酸困，全身上下都不舒服，肝气郁结久了，会导致心火肝火都旺，所以人会比较容易烦躁，例如好多人一生闷气就说"气得吃不下去饭了""气得胃痛"，这就是肝气影响到脾胃了。百病多生于气，总之保持情绪舒畅，呼吸通畅，大小便正常，人就会很少生病。气郁质者的主要表现可参见 69 页。

（1）总体特征：气机郁滞，以精神抑郁、忧虑等气郁表现为主要特征。气郁质者具有气机郁结而不舒畅的潜在倾向。

（2）形体特征：形体瘦者为多。

（3）舌苔、脉象：舌红，苔薄白，脉强。

（4）心理特征：性格内向不稳定、敏感多虑。

（5）患病倾向：气郁质易患抑郁症、脏躁、梅核气、百合病及郁证、胸痛、肋间神经痛、经前期紧张综合征、乳腺增生、月经不调、消化性溃疡、慢性咽痛等。

（6）养生原则：

运动指导：尽量增加户外活动，可参加运动量大的锻炼，如中长跑、游泳、爬山以及各种球类、武术等。另外可多参加集体活动，解除自我封闭状态，及时向朋友倾诉自己的苦恼与困扰，避免不良情绪感染。要常看喜剧、滑稽剧以及富有鼓励和激励意义的电影、电视，勿看悲剧、苦剧，听轻快有激情的音乐；适当地多读积极的、励志的、富有乐趣的、展现美好生活前景的书籍，以培养开朗、豁达的性格；在名利上不计较得失，胸襟开阔，不患得患失，多进行自我疏导，知足常乐，必要时要咨询心理医生或者到医院完善检查和治疗。

9.特禀质养生

特禀质大多是由于先天禀赋不足，肾中元气不足、肺气虚或者脾胃素虚、气血不和等多种原因，导致的容易对外界环境轻微变化而引发呼吸系统疾病或者皮肤病等。当然也包括好多女性乱用化妆品导致的皮肤过敏、皮肤角质化等皮肤屏障功能破坏的后天因素。像化妆品导致的疾病，停用化妆品或者使用医用中药面膜去慢慢做修复，加服中药补气滋阴养血也很有效。这种体质多由于先天条件的问题而出现各种慢性过敏性疾病，也有很多人是由于恣食肥甘厚腻导致后天脾胃积热，胃肠有积滞、起居饮食稍有不适，一点风吹草动就能发病。我们平时就应该更加注意养护自身，避寒就温，扶助正气抵御邪气侵袭，这就是"正气存内，邪不可干"的道理。这种体质的人平时要注意养生，及时加减衣物，避免外邪侵袭而诱发疾病。特禀质者的主要表现可参见 69 页。

（1）总体特征：先天不足以生理缺陷、过敏反应等为主要特征，后天失养以过敏反应及接触后诱发疾病等为主要特征。

（2）形体特征：过敏体质者一般无特殊形体；先天禀赋异常者或有畸形，或有生理缺陷。

（3）舌苔、脉象：因禀质不同，舌苔、脉象也不同。

（4）心理特征：因禀质不同而情况各异。

（5）患病倾向：过敏体质者易患哮喘、荨麻疹、花粉及药物过敏等；遗传性疾病如血友病、先天畸形等；胎传性疾病如五迟、五软、解颅、胎惊等。

（6）养生原则

运动指导：平时保持充足的睡眠时间，适当地进行有氧运动，可通过太极拳、瑜伽、游泳增强体质。注意顾养脾胃，一些疼痛、瘙痒的疾病要多养心调神，平时要保持情绪舒畅，心情愉悦。避免汗后吹风，空调冷气不要过大。

四、常用养生保健简易方法

（三十三）叩齿法：每天清晨睡醒之时，把牙齿上下叩合，先叩白齿30次，再叩前齿30次。有助于牙齿坚固

每天清晨睡醒之时，闭目无思，勿言语，口唇微闭，牙齿有节奏地叩动，一般每分钟 60 ~ 120 次，一天也就 2 分钟。大家可以根据自己的身体和牙齿的坚固度采取轻叩、中叩和重叩。不管是哪一种叩法，以牙床有震动感为有效，因为牙齿的营养源于牙床和牙髓的供血，只有对牙床和牙髓有效按摩才能促进对牙齿的供血。另外，还可以再左右侧叩犬齿30次。此方法不但固齿，还可以预防老年颧骨高挂的瘪脸现象。

传统养生法里还有一种"闭天门"的方法，即在小便时咬紧牙关，防止肾气外泄，齿为肾之余，故也能使牙齿坚固。

谚语说得好："清晨叩齿三十六，到老牙齿不会落。"恒齿不会再生，祖先的智慧请我们使用好。

（三十四）闭口调息法：经常闭口调整呼吸，保持呼吸的均匀、和缓

口唇微闭，牙齿轻启，舌抵上颚，眼观鼻，鼻观脐，尽量缓慢深长呼吸，切忌调息时咬牙切齿，肌肉紧张，使通气量减少。舌抵上颚可有效打开咽腔，增加通气量。这样做，可以增加肺的有效通气量，提高血氧饱和度，给全身细胞迅速补充营养和促进代谢产物排出。难怪《素问·上古天真论》云："上古有真人者，提挈天地，把握阴阳，呼吸精气，独立守神，肌肉若一，故能寿敝天地，无有终时。"

（三十五）咽津法：每日清晨，用舌头抵住上颚，或用舌尖舔动上颚，等唾液满口时，分数次咽下。有助于消化

唾为肾之液，涎为脾之液，口腔内的津液能够促进食物的消化吸收，具有补肾健脾的功效，许多人体衰老的表现就是晨起口干口渴，活命的"活"就是"舌"旁边有水。如果大家舌抵上颚仍无津液生成，由于足少阴肾经（夹舌本）散布舌根两边，足太阴脾经（连舌本，散舌下）连舌根，散舌下。可以用舌顺时针或逆时针在口腔内绕牙齿牙龈内外面转动，以刺激舌体促进津液生成。转动顺序：先内后外，先上后下。

（三十六）搓面法：每天清晨，搓热双手，以中指沿鼻部两侧自下而上，到额部两手向两侧分开，经颊而下，可反复10余次，至面部轻轻发热为度。可以使面部红润光泽，消除疲劳

手掌为手三阴经循行部位，手指末端是手三阴经和三阳经交接处，搓手掌能疏通经络，调和阴阳。面部是手足三阳经六腑经脉交汇的地方，六腑以胃为首，多气多血，以降为顺，促进食物消化吸收，使气血生成如活水之源，经常搓面，可有效刺激六腑经络，保持腑气通畅，满而不实，当人体阳气充沛，气血通畅，则面部色泽红润光洁，精神焕发。需要提醒的是为了达到有效刺激量，大家务必以搓到面部轻轻发热为度。

（三十七）梳发：用双手十指插入发间，用手指梳头，从前到后按搓头部，每次梳头50～100次。有助于疏通气血，清醒头脑

"头为诸阳之会""诸髓者，皆属于脑"，按摩头部许多穴位具有醒脑开窍、聪耳明目、疏风清热、清利头目的功效。头部为督脉、足太阳膀胱经、足少阳胆经循行处，"发为血之余"，当用脑过度，思考问题太过时，不但引起头晕头痛，睡眠障碍，而且还常发白、发落。常梳发，按摩经络腧穴，可以有效促进头部血液循环，使气血流通，头脑清醒。值得一提的是由于头发会正常脱落，每每在梳发时落发明显，许多人便认为是梳发导致掉头发，恰恰相反，

早期梳头时掉发是因为头发已枯，应该脱落，坚持一段时间，随着头部血液循环改善，脱发现象会慢慢减少。对于脑力劳动的朋友，动脑用脑过后，一天吃一把枸杞子（约50颗）可有效改善脱发。

（三十八）运目法：将眼球自左至右转动10余次，再自右至左转动10余次，然后闭目休息片刻，每日可做4~5次。可以清肝明目

眼睛是心灵的窗户，"诸血者皆上注于目""目受血而能视"。由于人体衰老自然进程，气血日渐亏虚，一般情况下40岁体内津液分泌减少，所以大家开始口干口渴，眼干、眼涩、眼花，每天坚持转目，可以有效促进眼部气血循环，疏通眼部经络，但还可以有效预防老花眼、白内障、青光眼等眼疾。现代研究转睛可以促进眼睛内部微血管扩张和血液循环，从而改善晶状体的新陈代谢，促进病变和渗出物的吸收，有助于早中期白内障的控制。国医大师霍普仁52岁患白内障时，以运目法自救，到85岁还可以穿针引线。大家可以不拘时间，只要用目时间稍长，就可以闭目转睛，同时配合按摩眼周围穴位效果更佳。

（三十九）凝耳法：两手掩耳，低头、仰头5~7次。可使头脑清净，驱除杂念

颈部为人体十二正经、奇经八脉直接或间接循行于头部的枢纽。中国古代很早就有"以耳养生"的记载，其中"凝耳法"是常用方法之一。

凝耳法中，双手掩耳，可以摒除外界干扰；头部不断俯仰，有助于上丹田之气的流通，可使百体皆温，驱除杂念。上丹田在督脉的循行路上，是阳气集中的地方，是藏神之所，是主管意识活动的神经中枢所在。古人认为，丹田是滋养全身的重要部位，故有"无火能使百体皆温，无水能使脏腑皆润，关系全身性命，此中一线不绝，则生命不亡"的说法。上丹田的作用是锻炼神经系统，调节、增强神经中枢功能，控制整体代谢功能，从而储蓄能量，有助于休养生息，积聚精力与疾病做斗争。

耳朵周围穴位众多，如耳尖、翳风、头窍阴等，掩耳的同时可按摩这些穴

位，起到疏通经络的作用。反复低头仰头，可促进脑部血液循环。充足的血液可使头脑清醒，让人深度放松。当深度放松时，可使微血管及微循环畅通，感觉温暖；同时使呼吸深长，血气旺盛，肢体及大脑得到充足的血氧供应，顿时感觉精神爽快。

除了凝耳法，孙思邈在养生法中还提到"耳常鼓"，即手掌掩双耳，用力向内压，然后放手，应该有"扑"的一声，重复做 10 下；或双掌掩耳，将耳朵反折，双手食指扣住中指，用力弹后脑风池 10 下。这两个动作每天临睡前做，能增强记忆和听力。

（四十）提气法：在吸气时，稍用力提肛门连同会阴上升，稍后，在缓缓呼气放下，每日可做 5 ~ 7 次。有利于气的运行

中医认为，魄门亦为五脏使，心、肝、脾、肺、肾的功能均可影响大便，如心为君主之官，心神失守就会大便失禁；肺与大肠相表里，中医治疗咳嗽常用泻大肠的方法；脾胃与大肠密切相连，胃肠功能直接影响大便情况；肝失疏泄影响大肠传道功能，不是便闭就是泄泻；肾主封藏，司二便。故中医看病一定要问二便。反过来，如果每天被动运动肛门，对五脏功能亦有促进调节作用。据说乾隆皇帝能活到 89 岁的高龄，这与他几十年如一日地坚持练提气法不无关系。其具体方法是：吸气时稍微用力，提肛连同会阴一起上升，呼气时一齐放松，每次反复 10 ~ 20 次，每日 5 ~ 7 次为宜。它不受时间、地点、环境的限制，随时随地都可以进行。提气法通过肛门的升提和放下，使整个盆腔肌肉得到运动锻炼，增强盆腔血液循环，对痔疮、肛裂、脱肛、便秘等症，有防治作用。故养生家曰：日撮谷道一百遍，治病消疾又延年。

（四十一）摩腹法：每次饭后，用掌心在以肚脐为中心的腹部顺时针方向按摩 30 次左右。可帮助消化，消除腹胀

摩腹时，手掌与腹部皮肤充分接触，以肚脐为中心在腹部顺时针方向按摩，力度以胃肠能感受到外面压力为度，每分钟 15 ~ 20 次，也就是一呼一吸一次，

每次按摩3～10分钟,每天按摩2～3次。肚脐周围有足少阴肾经、足太阴脾经、足阳明胃经、冲脉通过,任脉在人体前正中线,与全身阴经相交汇,为阴脉之海;督脉分支从少腹直上,贯脐中央,后上行至目下,又督脉与全身阳经相交汇,为阳脉之海;冲脉与足少阴肾经并行,为人体十二经脉之海。因此腹部被喻为"五脏六腑之宫城,阴阳气血之发源"。临床治疗许多顽固性疾病,多选用脐周穴位,取得满意疗效,亦源于此。因此,不管有病没病,希望大家能够坚持摩腹。

(四十二)足心按摩法:每日临睡前,以拇指按摩足心,顺时针方向按摩100次。有强腰固肾的作用

足心有个穴位叫涌泉,为足少阴肾经第一个穴位,叫"井"穴,为此经脉的源头,又肾者主水,水的源头就是涌泉。足少阴肾经联系的脏腑器官有膀胱、肝、肺、心、咽喉、舌,我们知道,舌旁有水为"活",临床许多年过四十患者的主诉就是晨起口干,其根本原因是肾水亏虚,不能上泛于咽喉,而导致喉干舌燥。肾为真阴原阳之宅,人体先天之本,只有肾水源源不断,肾精充沛,人才"活"得滋润。每日睡前浴足后,搓足心不但强腰固肾,对睡眠、血压、眩晕、头痛、便秘、小便不利、咽喉疼痛、口干舌燥均有良好的调节作用。搓足心直接促进足部血脉循环,进而由经脉运行通畅,心、心包、肝、肺而畅通全身气血,提高整个机体的抗病能力和活力,从而起到抗衰防老的作用。因此也被历代养身家推崇,如大文学家苏东坡有一首诗:"东坡搓足心,并非学观音。只为明双目,世事看分明。"

参考文献

［1］沈杨，许茜，徐洁，等.子宫肌瘤危险因素的流行病学调查研究［J］.实用妇产科杂志，2013，29（03）：189–193.

［2］张锡纯.医学衷中参西录［M］.太原：山西科学技术出版社，2013.

［3］王孟英.随息居饮食谱［M］.天津：天津科学技术出版社，2003.

［4］龚廷贤.寿世保元［M］.北京：人民卫生出版社，2003.

［5］李时珍.本草纲目［M］.喀什：喀什维吾尔文出版社，2002.

［6］高学敏.中药学［M］.北京：中国中医药出版社，2002.

［7］吕沛宛.把好大夫请回家［M］.南昌：江西科学技术出版社，2013.

［8］李可久，宋帛铭.花椒水治蛲虫很有效［J］.山东医刊，1957（06）：44.

［9］张玉珍.中医妇科学：第2版［M］.北京：中国中医药出版社，2017.

［10］Samet J M.Tobacco smoking：the leading cause of preventable disease worldwide. Thorac Surg Clin，2013，23：103–112.

［11］Oberg M，Jaakkola M S，Woodward A et al.Worldwide burden of disease from exposure to second–hand smoke：a retrospective analysis of data from 192 countries.Lancet，2011，37（7）：139–146.

［12］汤捷.中国烟草产销不降反升 体制瓶颈使健康为 GDP 让路［N］.羊城晚报，2010–05–31.

［13］黄慧，郝伟.酒精滥用的生物学标志物［J］.中国药物依赖性杂志，2015，21（3）：180–186.

［14］沈渔邨.精神病学：第5版［M］.北京：人民卫生出版社，2009.

［15］田野，徐慧，尹爱宁，等.浅谈中医戒酒［J］.中国中医药信息杂志，2008（15）：71.

［16］季王光.捶打保健的手法［J］.新农村，2007（12）：29.

［17］王冰.黄帝内经［M］.北京：中医古籍出版社，2003.

［18］国家药典委员会.中华人民共和国药典［M］.北京：中国医药科技出版社，2015.

［19］梁繁荣.针灸学［M］.上海：上海科学技术出版社.2006.

［20］严隽陶.推拿学［M］.北京：中国中医药出版社，2009.

［21］王旭东.中医养生康复学［M］.北京：中国中医药出版社，2004.

［22］石学敏.针灸学：第2版［M］.北京：中国中医药出版社，2013.

［23］侯江红.婴童释问［M］.郑州：中原农民出版社，2018.

［24］武刚.情志学说研究思路探析［J］.安徽中医学院学报，2001，20（4）：4.

［25］邢玉瑞.七情内涵及致病特点［J］.中国中医基础医学杂志，2003，9（9）：626.

［26］何文彬.《内经》情志致病理论及对后世的影响［J］.浙江中医学院学报，2000；24（5）：1.

［27］韩晶杰.《内经》情志相胜理论及其养生应用研究［D］.北京：北京中医药大学，2005.

［28］赵宇宁.黄帝内经十二经络养生法［M］.北京：化学工业出版社，2011.

［29］高树中.一针疗法［M］.济南：济南出版社，2010.

［30］程莘农，程红峰，程凯.百年程氏针灸传习录［M］.长春：吉林科学技术出版社，2015.

［31］徐捷.有什么别有病［M］.北京：人民军医出版社，2007.

［32］高武.针灸聚英［M］.北京：人民卫生出版社，2006.

［33］吴谦.医宗金鉴［M］.北京：人民卫生出版社，2006.

［34］王国瑞．扁鹊神应针灸玉龙经［M］．北京：中医古籍出版社，1990.

［35］王唯一．铜人针灸图经［M］．长沙：湖南科学技术出版社，2014.

［36］田代华．黄帝内经［M］．北京：人民卫生出版社，2005.

［37］高树中，杨骏．针灸治疗学［M］．北京：中国中医药出版社，2016.

［38］胡玲．经络腧穴学［M］．上海：上海科学技术出版社，2009.

［39］印会河．中医基础理论［M］．上海：上海科技出版社，1984.

［40］顾观光．神农本草经［M］．北京：学苑出版社，2007.

［41］黄元御．四圣心源［M］．北京：中国中医药出版，2012.

［42］万全养生四要［M］．北京：中国医药科技出版社，2018.

［43］王庆其．中医经典必读释义［M］．北京：中国中医药出版社，2012.

［44］张大生．黄帝内经图文版［M］．天津：天津古籍出版社，2010.

［45］王琦，田原．解密中国人的九种体质［M］．北京：中国中医药出版社，2009.